Haz de AMARTE, TU ARTE

Aumenta tu Autoestima y Amor propio con caricias psicológicas.

Rocío García Lara

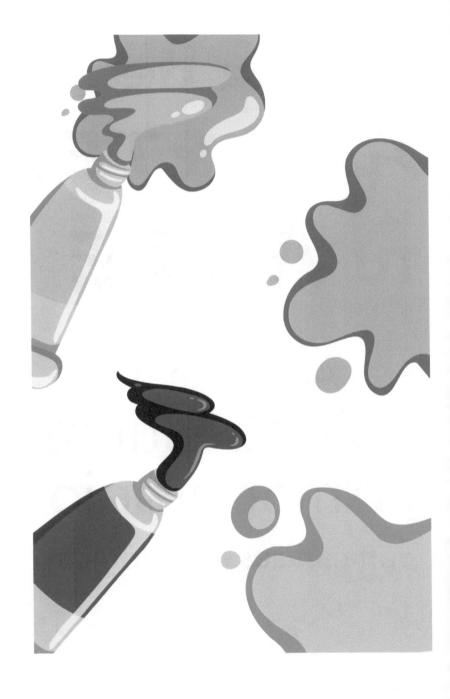

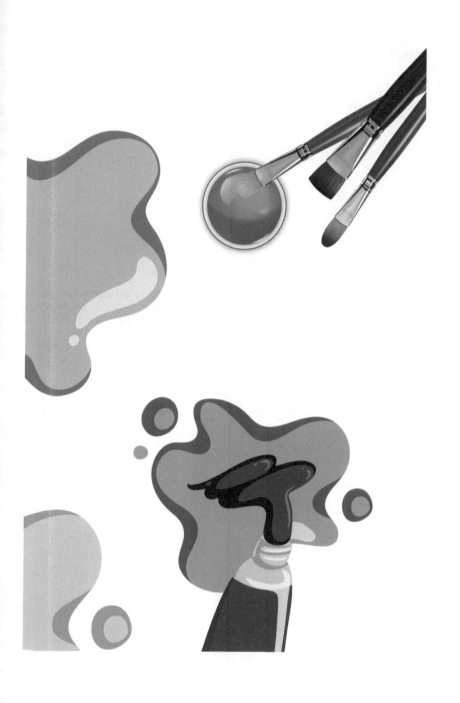

HAZ DE AMARTE, TU ARTE;
Aumenta tu autoestima y amor propio con caricias psicológicas

D.R. © 2023, Rocío García Lara.

Diseño de Portada e Interiores: Ruth Aguirre
Cuidado Editorial: Aída L. Cortizo M.

ISBN: 9798857077702
Primera Edición: septiembre, 2023.

Impreso en Estados Unidos.

DEDICATORIA

A Dios.

A mis Raúles.

A la memoria de papá.

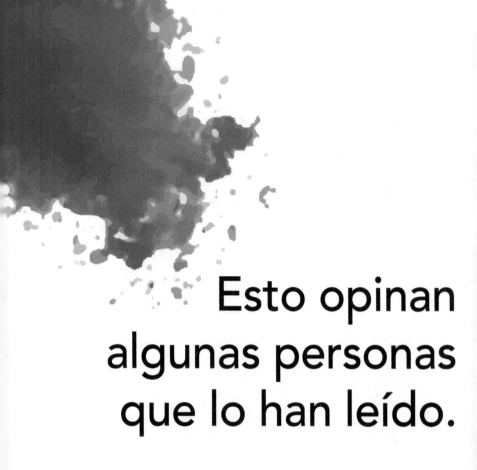

Esto opinan
algunas personas
que lo han leído.

"Rocío empodera al lector al encontrar en los ejemplos aplicaciones prácticas para poder entender las teorías en que se basa su libro. Dedícate ese tiempo para ti y verás que disfrutarás esta jornada de autoconciencia para saber lo que quieres y cómo pedirlo, no sólo a otras personas, sino también cómo obtenerlo de ti mismo".

MBA Maricarmen Perales.
Directora de Ventas.

"Este libro te lleva a hacer un alto imprescindible que nos regresa al yo interior, a la esencia, a la sabiduría ancestral de empezar por nosotros mismos para aceptar quiénes somos y tener acceso de manera sencilla a nuestras herramientas interiores".

Carlos Fernández.
Fotógrafo.

"No cabe duda de que a mis 72 años sigo aprendiendo y este libro me ha enseñado una de las cosas más lindas de mi vida: que me puedo amar a mí misma por quien soy y me ha dado herramientas para elevar mi autoestima".

Margarita Molina Bellini.
Asistente Ejecutiva Jubilada.

"Las señales que buscamos para encontrar nuestro propósito y salir adelante de los momentos de oscuridad, están más cerca de lo que creemos y con este libro las pude ver mejor que nunca".

Daniela Guerrero.
Estudiante de preparatoria.

"Por mi profesión he leído mucho sobre este tema, pero nunca de esta forma tan sencilla y cercana que me hizo sentir que las palabras iban dirigidas a mí con una dosis de mucho cariño. Realmente se siente el amor con el que fue escrito".

Fabiola Quintana B.
Psicoterapeuta Humanista.

"Me he dedicado más de 40 años a trabajar en el recurso más importante para lograr el éxito en una empresa, el recurso humano. Descubro en este libro una gran sensibilidad para lograr rescatar en cada colaborador todo su potencial como profesional y, principalmente, como ser humano".

María González Arenal.
Directora Recursos Humanos.

"Las caricias psicológicas expuestas a detalle en este libro son una oportunidad para reencontrar el camino perdido. El libro en sí es una caricia a la esencia del Amor que somos. Nos recuerda que somos instrumentos o medios para expresar ese Amor en todo su esplendor y nos revela el secreto para abordar el camino de regreso a nuestra propia luz".

Gabina Espinoza Miranda.
Maestra español y literatura.

"Rocío nos lleva abrazados a explorar nuestras emociones y pensamientos más profundos. A partir de la reflexión y la puesta en acción de nuestras conclusiones, podemos incrementar nuestro bienestar".

Dr. Armando J. Espinosa de los Monteros F.
Director General

"Escrito de una manera muy fácil de comprender y sobre todo fácil de aplicar, es un libro que ayuda a saber darse caricias positivas y también dárselas a nuestros hijos, independientemente de la edad que tengan".

Ángeles Soberanes.
Ama de casa.

"A través de un lenguaje amigable y ameno nos lleva de la mano a encontrarnos con nosotros mismos en un viaje interior para encontrar y descubrir eso que nos mueve y a veces no percibimos a la primera, el amor, luego poder compartirlo con los demás de una manera consciente. Una herramienta para la vida actual y futura".

Menelao Pérez.
Programador.

"Es una joya sencilla con impacto profundo. Me abrió los ojos a mi propia belleza interior y me mostró formas para valorarme y amarme. Una lectura para cultivar el amor propio, en un lenguaje sencillo y digerible".

Luz Munive.
Gerente de Ventas.

PRÓLOGO

Tienes en tus manos un libro en el que Rocío te está dando herramientas prácticas de uso inmediato.

A Rocío la conocí hace muchos años en la Ciudad de México, cuando coincidimos en un Diplomado de Software Administrativo en la Universidad de las Américas. Ella tenía un "vochito" (Volkswagen sedán en forma de escarabajo) blanco un poquito viejito, lo suficiente para que pareciera que se iba a desarmar, pero no le interesaba en lo más mínimo porque sabía a dónde iba y sabía que llegaría a como diera lugar.

Tenía lo más importante para triunfar: un sueño y una seguridad en sí misma, que sólo la tienen los que se aman a sí mismos, los que no se culpan por sus errores sino simplemente los resuelven y siguen adelante.

Ha ocupado puestos de muy alto nivel desde que era muy joven. Por mencionar uno de ellos sin dar detalles, fue directora a nivel Latinoamérica de un área muy importante dentro de una empresa que está prácticamente en todo el mundo. Pero sigue siendo una mujer sencilla y amigable como siempre lo ha sido. Habla varios idiomas, tiene carrera universitaria, MBA y ya perdí la cuenta de cuántos diplomados, cursos y certificaciones de muy buen nivel.

Te cuento esto para que conozcas una de sus facetas, pero no la que ella más persigue.

Uno de sus más grandes anhelos, en el que está trabajando fuertemente para lograrlo, es dar a la gente herramientas espirituales que la ayuden a vivir en alegría y felicidad.

He tenido el enorme gusto de caminar con Rocío el camino de la búsqueda espiritual con muchas situaciones de alegría y de amor al Creador. Ahora podemos decir, por experiencia propia, que la verdadera espiritualidad, desde el inicio del camino, te brinda bienestar y felicidad.

Este libro es una herramienta que te ayudará a iniciar un camino exitoso hacia la felicidad que encontrarás en la autoestima y en la libertad que ésta te da. Desde ahí podrás llevar tu vida a donde quieras. Como dice Rocío en una parte de su libro, "cuando estás conectado con tu esencia, a pesar del temor, puedes avanzar".

Elige transitar por este camino hacia la autenticidad, autoaceptación y amor incondicional, conociendo estos conceptos de manera sencilla, pero profunda en pro de tu dicha y bienestar personal y familiar.

Juan Carlos Espinosa

ÍNDICE

UNA PINCELADA PARA EMPEZAR

En el viaje de la vida, hay un tesoro que a menudo pasamos por alto, un poderoso elixir que yace en lo más profundo de nuestro ser: el amor propio.

En un mundo acelerado y exigente, donde los estándares de 'belleza y éxito' parecen dictar nuestra valía, es crucial recordar que el verdadero amor yace dentro de nosotros mismos.

Este libro es un llamado a la comprensión, amabilidad y aceptación de uno mismo, una invitación a abrazar la belleza única que reside en cada uno de nosotros. En estas páginas, descubriremos el arte de amarse a uno mismo y cómo cultivar una autoestima y amor propio saludables a través de caricias psicológicas.

A menudo, nos encontramos en una lucha constante por alcanzar la perfección, siempre buscando la aprobación externa y comparándonos con los demás. Pero ¿y si te dijera que no necesitas ser perfecto para ser amado? ¿Y si te revelara que tu verdadero poder se encuentra en aceptarte tal y como eres, incluyendo todas tus imperfecciones y peculiaridades?

Aprenderemos a nutrir nuestro jardín interior y a sembrar semillas de amor y amabilidad hacia nosotros mismos.

Exploraremos cómo el diálogo interno afecta nuestra autoestima y cómo podemos transformar esas voces críticas en palabras de aliento y afirmación. Descubriremos el poder de abrazar nuestras fortalezas y reconocer nuestras debilidades sin juzgarnos.

Para hacerlo hay que comenzar por **reconocer** quiénes somos y cómo nos relacionamos con nosotros mismos y con los demás, especialmente en nuestras relaciones más cercanas o significativas. Sabemos que lo que mueve al mundo es el amor, pero el amor nos necesita como medio de expresión, así como la pintura necesita de un pintor, la música de un músico, la escultura de un escultor. Amar y aprender a relacionarnos con los demás y con nosotros mismos, es la base del arte de AMARTE. Esto lo podemos lograr a través de lo que algunos expertos han llamado caricias psicológicas.

¿Notaste que escribí la palabra
RECONOCER con **negritas**?

Ahora, léela al revés: **RECONOCER**.

¡Se lee igual! como un espejo.

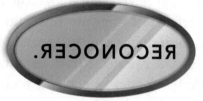

RECONOCER.

Este libro es un llamado a reconocerte como la obra maestra que eres. Que te reconozcas con tus cicatrices y con tu luz y que, a través de sus letras, fortalezcas tu espíritu.

Sé que a veces no es fácil, pues en mi propia piel he sido testigo de que el dolor puede hacerte olvidar que eres luz. Sin embargo, también he sido testigo de que siempre hay un camino de vuelta a esa luz y basta con comenzar a dar un paso en esa dirección, para poder reencontrar el camino.

Y eso es lo que te pido que hagas, que des un paso hacia tu reencuentro, que las páginas de este libro sean una guía para que llenes tu vida de pinceladas de caricias positivas, convirtiéndola en la obra de arte que tú elijas.

A lo largo de estas páginas, encontrarás prácticas y ejercicios para fortalecer tu autoestima y nutrir tu amor propio. Te guiaré en un viaje de autodescubrimiento, donde aprenderás a celebrar tus logros, a perdonarte por tus errores y a abrazar tu autenticidad con valentía y gratitud.

El arte de amarse a uno mismo es una danza delicada, un proceso en constante evolución. Al embarcarnos en este viaje, descubriremos que somos capaces de transformar nuestras vidas, de vivir con confianza y alegría porque, al final del día, somos dignos de amor y merecemos ser amados, empezando por nosotros mismos.

¡Bienvenido a un viaje hacia el amor propio!

Abre tu corazón y permíteme mostrarte un camino hacia la autenticidad, autoaceptación y amor incondicional, el cual solo tú puedes elegir caminar.

CÓMO USAR ESTE LIBRO

Léelo y, cuando haya algo que te resuene, observa qué es lo que te resuena y cómo puedes sacarle provecho para tu crecimiento personal.

Hay algunos segmentos del libro donde se te invita a escribir las reflexiones, ya que escribirlas es una herramienta útil para procesar nuestras experiencias y emociones, comprender y "aterrizar" mejor nuestros pensamientos y sentimientos.

Cuando escribimos se facilita la introspección, permitiéndonos detenernos, observarnos y reflexionar sobre lo que estamos sintiendo y experimentando, lo que nos ayuda a entender mejor nuestros pensamientos y emociones, así como nuestra propia identidad y personalidad. Escribir facilita que se dé un espacio de autoconocimiento, liberación emocional y creatividad, permitiéndonos generar autoconciencia.

Hay espacios creados para tu trabajo personal, en donde viene la idea a reflexionar:

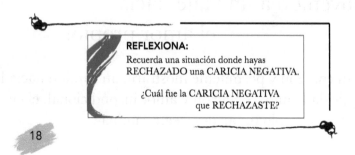

REFLEXIONA:
Recuerda una situación donde hayas RECHAZADO una CARICIA NEGATIVA.

¿Cuál fue la CARICIA NEGATIVA que RECHAZASTE?

Seguido de un caso ejemplificando dicha idea, como éste:

Caso de Aida: *Mi hijo me ayudó a mover unas cajas y al terminar, le dije que valoraba mucho que me ayudara y le di las gracias mientras lo abrazaba.*

Y un espacio para que te tomes un momento y reflexiones. La reflexión puedes hacerla en tu mente o escribirla.

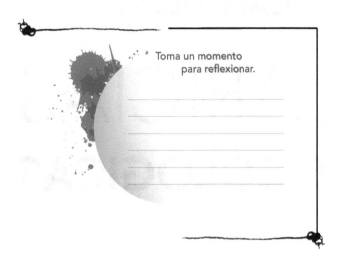

Toma un momento
para reflexionar.

CAPÍTULO 1

CARICIAS
PSICOLÓGICAS

La caricia psicológica es cualquier estímulo o reconocimiento social que se da ya sea por medio de un gesto, por escrito, verbal, físico o simbólico, dirigido de un ser vivo a otro, reconociendo su existencia o presencia. Y digo "ser vivo", porque una mascota o un animal, como un perro, un gato, una gallina, por ejemplo, también es capaz de dar caricias psicológicas de diferentes formas. Esta caricia es intencional y genera una respuesta en quien la recibe, haciéndolo sentir que es visto, reconocido, o lo que es lo mismo, amado, que en el fondo es, de una u otra manera, lo que buscamos.

A este tipo de caricias se les llama psicológicas porque tienen un efecto en la psique = ALMA.

A través de las páginas de este libro, exploraremos el territorio de las caricias psicológicas desde la perspectiva de la teoría del análisis transaccional creada por Eric Berne.

"Una Caricia
psicológica
es cualquier
acto que
implique
reconocer
la presencia
del otro"

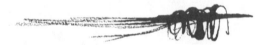

Eric Berne.

Las caricias psicológicas conllevan un reconocimiento, que significa ser incluido, aceptado, visto, que se reconoce su existencia y que se es tomado en cuenta.

Hay caricias positivas, pero también hay caricias negativas, además de otros tipos que iremos viendo.

Las caricias psicológicas son una forma de comunicación emocional, indispensables para la vida de un ser humano. Aprender a usarlas constructivamente, contribuye al incremento de la autoestima, el amor propio, la confianza y la capacidad para lidiar con el estrés y los desafíos.

Desde que nacemos, tenemos necesidad, inicialmente, de recibir caricias físicas como un beso, un cariño o un abrazo, y conforme vamos creciendo, va aumentando la necesidad de una caricia más allá de sólo lo físico. Esto se debe a la manera en que nos van educando, donde se nos va enseñando a sentirnos valorados a través del reconocimiento, algo como:

— "Muy bien hijo, hiciste la tarea", con voz melosa mientras se le besa y se le abraza (caricia psicológica positiva).

— "Muy mal que no hiciste la tarea" con voz fuerte y cortada mientras se le ve con ojos en forma de rayo láser integrado (caricia psicológica negativa).

¿Te suena familiar?

Al no recibir una caricia psicológica, se genera un hambre de reconocimiento, como cuando la mamá pone al bebé en su cuna y, al sentir la falta de los brazos de su madre, siente una falta de caricia, una falta de amor, generándole ansiedad, miedo o tristeza y comienza a hacer algo (como llorar) para obtenerla.

Conforme nos convertimos en adultos, algo como esto nos sigue pasando, sólo que vamos actualizando las conductas y muchas veces a esto le vamos sumando el 'no expresar lo que sentimos o necesitamos' a los demás e, inclusive a uno mismo, deteriorando nuestro bienestar y autoestima.

Entonces, ¿siempre hay que dar caricias? ¿Nunca hay que dar caricias? ¿Hay una medida ideal para dar caricias? Conforme avancemos, vamos a ir conociendo el poder de las caricias psicológicas y cómo impactan en la autoestima.

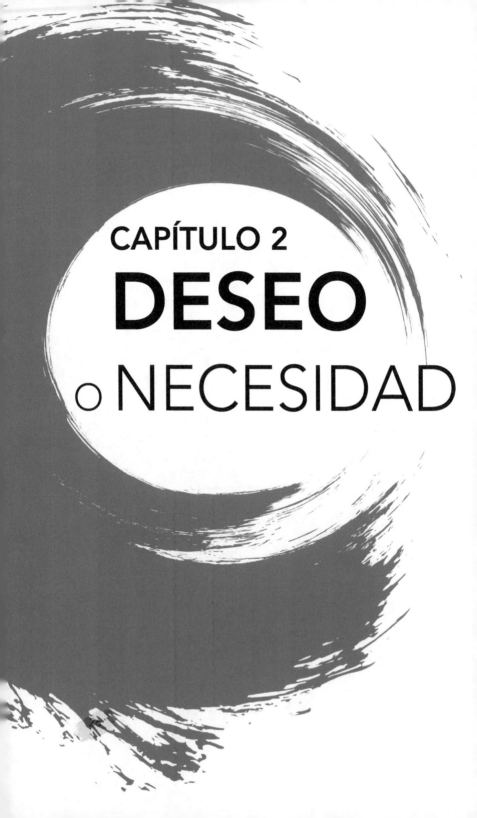

CAPÍTULO 2
DESEO
o NECESIDAD

Una de las cosas que nos previene de sentirnos plenos es que dependemos demasiado de lo que pasa en nuestro exterior. Por ejemplo, de lo que opinan los demás de nosotros.

Es natural que nos sintamos bien cuando los demás tienen una buena opinión de nosotros, pero cuando no opinan bien, nos sentimos mal.

Eso tuvo una función cuando éramos niños, porque nos educaron a través de aprobación o desaprobación, de acuerdo con la opinión que se tuviera de lo que hacíamos.

El problema es que nos quedamos con esa grabación y seguimos buscando la aprobación de 'papá o mamá' en alguien cercano que nos importa, o de gente que a veces ni conocemos, pero que nos comparten sus puntos de vista de diferentes maneras y que pueden ser desde un ligero, casi imperceptible gesto, hasta que lo expresen exageradamente.

No está mal desear que los demás tengan buena opinión de nosotros, por supuesto que eso está bien. El problema comienza cuando en lugar de DESEAR esa buena opinión la NECESITAMOS para sentirnos bien.

Y sin darnos cuenta, repetimos la conducta una y otra vez, reforzándola, convirtiéndola en un hábito y vamos por la vida buscando llenar esa necesidad.

CAPÍTULO 3

BENEFICIOS DE LAS CARICIAS PSICOLÓGICAS

Hay diversos estudios de psicología y neurociencia que muestran evidencia de los efectos positivos de las caricias psicológicas en la salud mental, emocional y física, las cuales están relacionadas con la liberación de ciertas hormonas y neurotransmisores que repercuten positivamente y dan como resultado el bienestar emocional y físico.

Las caricias psicológicas positivas significan brindar apoyo, validación o reconocimiento a alguien, lo que implica aceptar y apreciar sus cualidades, logros y esfuerzos. Esta validación ayuda a las personas a sentirse valoradas y apreciadas, al saber que su contribución o su mera existencia es reconocida por otros.

> Sentirnos valorados, apoyados
> y apreciados incrementa
> nuestra confianza y autoestima.

Nos ayudan a reducir los niveles de cortisol, también conocido como la hormona del estrés. Esto, a su vez, puede reducir la presión arterial y mejorar la salud cardiovascular, disminuyendo el estrés y promoviendo la relajación.

> Un gesto de afecto
> puede hacer que alguien se sienta
> reconfortado y tranquilo.

En el cerebro, las caricias psicológicas positivas activan el *sistema de recompensa*, lo que genera una sensación de placer y gratificación.

Fortalecen los vínculos emocionales, que son como hilos de cariño que nos conectan con otras personas y nos ayudan a sentirnos seguros y queridos en nuestras relaciones personales.

Un estudio de Floyd y Mikkelson demostró que cuando nos acarician, una parte de nuestro cerebro llamada *cíngulo anterior* se activa. Es un área del cerebro que está relacionada con la empatía y el manejo de las emociones, o sea, las caricias nos hacen sentir más conectados y nos ayudan a entender y manejar nuestras emociones.

Las caricias positivas contribuyen a fortalecer los vínculos emocionales entre las personas. Cuando nos sentimos amados y apoyados, es más probable tener una relación sana.

También suelen aumentar los niveles de felicidad y bienestar emocional en las personas. Un artículo en la revista *"Social Psychological and Personality Science"* muestra que las expresiones de gratitud y apreciación están estrechamente relacionadas con la felicidad y satisfacción en la vida.

Tienen un impacto positivo en la salud mental de las personas. En la revista *"Journal of Consulting and Clinical Psychology"* leí un artículo que habla de cómo, cuando te hablan bonito y te apoyan, se reduce el malestar de la depresión y la ansiedad.

Liberan oxitocina que es un neurotransmisor (sustancia química que actúa como "mensajero" en nuestro cuerpo) asociado con la felicidad. También se le conoce como la "hormona de la felicidad", teniendo efectos positivos en el sistema inmunológico, el estado de ánimo y la sensación de bienestar, además de impulsar la conexión social, según explica *"Frontiers in Psychology"*.

Ayudan a reducir la percepción del dolor en el cuerpo. Esto se debe a que las caricias psicológicas pueden liberar endorfinas, los analgésicos naturales del cuerpo, que pueden reducir la sensación de dolor, como explica la Doctora Charlotte Krahe.

Así mismo, pueden ayudar a mejorar el sueño, pues la oxitocina liberada durante el contacto físico contribuye a regular el ritmo circadiano del cuerpo (el que regula los tiempos de sueño y vigilia en todos nosotros) y promover un sueño reparador.

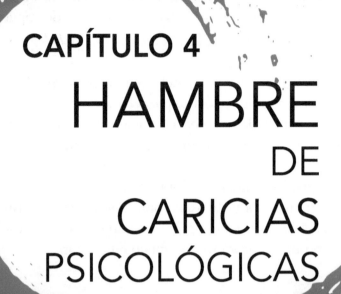

CAPÍTULO 4
HAMBRE
DE
CARICIAS
PSICOLÓGICAS

Así como el hambre o necesidad de alimento se satisface con comida, también sentimos hambre de estímulos o caricias psicológicas. Para satisfacerla, es necesario que seamos tocados y/o reconocidos de alguna u otra forma por los demás.

Un estudio hecho por René Spitz encontró que la falta de estímulos emocionales y de cariño propiciaba *depresión anaclítica* o *síndrome de hospitalismo*, donde los bebés que no fueron cargados, tocados y estimulados con palabras cariñosas por quienes los criaban, tuvieron problemas de conducta, enfermedades serias e inclusive la muerte. Sin embargo, los bebés que pudieron tener una conexión con su madre disminuyeron su ansiedad y mejoraron.

Steiner define que las caricias son tan necesarias para la vida humana como las necesidades biológicas básicas, como el alimento, el agua y el refugio; necesidades que, si no se satisfacen, conducen a la muerte. Así de profundo afectan nuestras vidas.

El hambre de caricias psicológicas es similar al hambre de alimentos.

Así como los alimentos pueden nutrir, saciar o dejar satisfechos, empachar, sobrealimentar, etc., de la misma manera sucede con las caricias psicológicas. Al igual que los alimentos, las caricias se escogen de acuerdo con el menú, las costumbres, los gustos, etc.

Hay caricias psicológicas de diferentes tipos y es importante entender cómo impactan en nuestro bienestar para poder gestionarlas y actuar en consecuencia.

CAPÍTULO 5

TIPOS DE **CARICIAS PSICOLÓGICAS**

1. Por la emoción que generan

Las caricias psicológicas generan emociones o sensaciones positivas o negativas.

-**Las Caricias Positivas**, son aquellas que generan emociones o sensaciones agradables e invitan a comportarse de manera protectora, dando permiso o placer, de manera positiva.

-**Las Caricias Negativas**, son las que provocan emociones o sensaciones desagradables o de malestar.

Por ejemplo, abrazar a alguien.

Si a quien abrazas le hace sentir bien, le estás dando una caricia positiva, porque para esa persona es agradable.

Pero, si a quien abrazas le hace sentir incómodo o algún malestar, le estás dando una caricia negativa, porque a esa persona le provoca una sensación desagradable.

Lo mismo pasa contigo, si recibir un abrazo te hace sentir bien, es una caricia positiva. Pero si recibir un abrazo te hace sentir mal, es una caricia negativa.

REFLEXIONA:

1. Recuerda alguna caricia positiva
2. Recuerda una caricia negativa.
Observa la diferencia que sientes
entre una y otra.

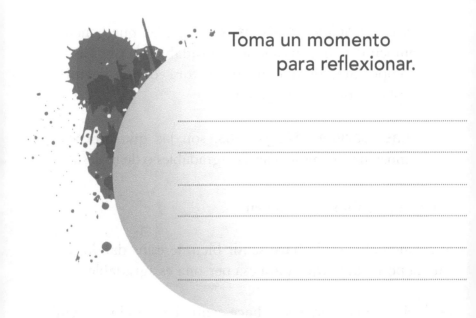

Toma un momento
para reflexionar.

2. Por cómo transmitimos las caricias

Las caricias no sólo se dan, se transmiten y esto se hace a través de diferentes medios como el físico, verbal, escrito y gestual.

-Las caricias físicas se dan por medio del contacto físico, también son llamadas caricias táctiles; como un beso, un apretón de manos, una palmada, un roce, un abrazo, etc. Estas caricias son muy potentes.

-Las caricias verbales se dan mediante el lenguaje verbal u oral, es decir, usando palabras amables, como un ¡hola!, ¡gracias!, ¡con gusto!

-Las caricias escritas se dan a través de un mensaje escrito, como una carta, un mensaje de texto, un *WhatsApp*, una tarjeta, un emoji, etc.

-Las caricias gestuales se dan mediante el lenguaje no verbal y la postura del cuerpo, la mirada, los gestos faciales, una sonrisa, un movimiento de cabeza, una seña.

3. Por los 'requisitos' o condiciones

Las caricias psicológicas también se clasifican por los requerimientos o condiciones para darlas o recibirlas y pueden ser incondicionales o condicionales.

Las caricias incondicionales son aquéllas que se dan o reciben por el mero hecho de existir, o sea, NO HAY CONDICIÓN para darlas.

Éstas transmiten apoyo emocional y afecto, sin necesidad de recibir algo a cambio. Son un acto de amor incondicional que se ofrece a otra persona, sin importar las circunstancias o el comportamiento de la misma.

Estas caricias psicológicas pueden tomar muchas formas, como un comentario, una sonrisa, una mirada amable, una palabra de aliento, un guiño, hasta un abrazo cálido o una observación que no se refiere a algo que la persona haya dicho o hecho; simplemente hace referencia a la persona.

La clave es que se ofrecen de manera auténtica, y sin condiciones, es decir, sin esperar nada a cambio.

Por ejemplo:

- Decirle a alguien — ¡Te quiero! o — ¡Eres fabuloso!
- Darle algo lindo a alguien sin esperar nada a cambio.
- Escuchar activamente y con empatía a alguien cuando habla.
- Decirle a alguien que lo aprecias por quien es, sin juzgarlo por su apariencia o su comportamiento.
- Ofrecer un cumplido sincero y significativo.
- Dar una sonrisa amable y acogedora.
- Animar a alguien a perseguir sus metas y sueños, sin importar cuán difíciles o lejanas puedan parecer.
- Permitir que alguien exprese sus sentimientos sin juzgarlo o tratar de cambiar sus emociones.

Estas caricias son fundamentales, pues ayudan a que las personas se sientan amadas, aceptadas y valoradas por quienes son, nutriendo su autoconfianza y estimulando su autoestima.

Las caricias condicionales son caricias que se dan o reciben por realizar conductas específicas o una acción en particular. Suelen ser utilizadas para controlar o reforzar el comportamiento de otra persona. Es decir, dependen de algo que la persona haya hecho o cumplido para recibirlas.

Por ejemplo,

- Decirle a alguien — ¡Te quiero PORQUE siempre eres puntual!
- — ¡Eres fabuloso PORQUE siempre haces tu tarea!
- Ayudar a alguien esperando algo a cambio.

• Esperar a que la persona haga algo específico para demostrarle afecto o atención. Como cuando se aplica "la ley del hielo", que es una expresión que consiste en evitar o ignorar a alguien hasta que cumpla con cierta condición.

• Usar la culpa o la manipulación emocional para obtener lo que se quiere de otra persona.
— "si haces la tarea te voy a dar permiso".

Son caricias condicionales porque dependen de que la otra persona cumpla con alguna condición o que haga algo para recibirlas, a diferencia de las caricias incondicionales que se dan sin esperar nada a cambio.

Las caricias condicionales pueden tener efectos tanto positivos como negativos. Por un lado, pueden servir como una forma de motivación y reconocimiento por los logros. Sin embargo, cuando éstas se vuelven excesivas o se utilizan como una forma de manipulación o control, suelen tener un impacto negativo en la autoestima de la persona y en su forma de interrelacionarse.

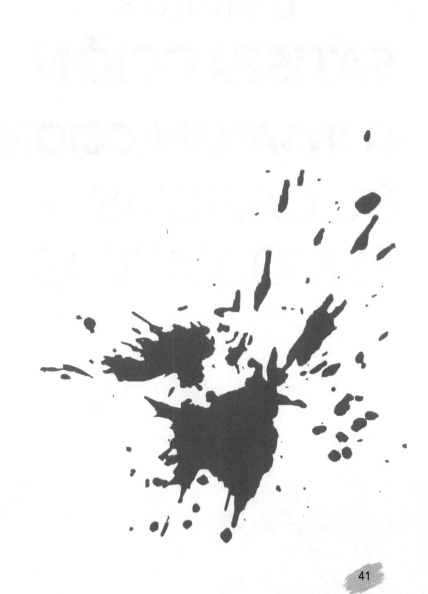

CAPÍTULO 6
SATISFACCIÓN O INSATISFACCIÓN
DE CARICIAS PSICOLÓGICAS

Si un niño se encuentra en un ambiente donde hay abundancia de caricias positivas e incondicionales, aprenderá a sentirse bien y su voz interior le dirá "yo estoy bien".

Si el niño no percibe las caricias que necesita, las buscará y conseguirá; sin embargo, éstas serán condicionales. El niño anticipará acciones que tengan posibilidad de recibir una recompensa. Por ejemplo, será obediente, respetuoso, ordenado o de alguna manera que el niño observe que le 'guste' a sus padres.

Con esos comportamientos conseguirá caricias positivas. Sin embargo, éstas serán con la condición de hacer lo que los otros esperan (condicionales) y, por tanto, sentirá que va a 'estar bien' solamente cuando realice lo que quieren o esperan los demás.

Si hacer lo que él cree que los demás quieren tampoco lleva al niño a conseguir las caricias necesarias, el niño buscará conductas que merezcan un castigo. Será revoltoso, rebelde, sucio o agresivo y, con ello, conseguirá caricias condicionales negativas que, 'al menos', son caricias y le servirán para llenar esa hambre básica de las mismas.

El niño concluirá cosas como:

— "Yo estoy mal y los demás están bien",

— "Mis modelos, *(que pueden ser papás, o maestros, o a quien sea que el niño admire)* están bien y me tratan mal... debe ser porque YO estoy mal".

Así se va formando un auto concepto de '*Yo estoy mal*', que puede durar toda la vida si no se hace algo al respecto.

Tal como el hambre se satisface comiendo, aunque sea comida chatarra, de la misma manera ocurre con las caricias psicológicas.

Cuando no hay caricias positivas, nos conformamos con las negativas, como la lástima, el desprecio, el ataque, la burla o la humillación, entre otras. Por ejemplo:

> — "¡Pero cómo eres menso!",
> — "Siempre te equivocas",
> — "Tenías que ser tú",
> — "Eres mi *peor es nada*",
> — "Dame de comer y hazte a un lado".

Hay personas que van por la vida buscando inconscientemente este tipo de caricias, sin darse cuenta de que lo hacen porque prefieren sentir una caricia negativa en vez de…

¡sentirse IGNORADOS!

Los pensamientos y comportamientos que aprendimos de niños son inconscientes, almacenándose en nuestra mente, automatizando conductas, llevándonos a actuar en '*piloto automático*'. Sin embargo, podemos salir de ahí.

Recuerda:

No está mal DESEAR
reconocimiento o caricias.
La dificultad está cuando,
en lugar de DESEAR,
las NECESITAMOS para sentirnos bien.

Hay que hacer consciente lo inconsciente para salir de la cárcel de la necesidad de caricias y esto comienza con el primer paso:

¡Darse cuenta!

HACIENDO CONSCIENTE
LO INCONSCIENTE

CAPÍTULO 7

EL ARTE EN EL BALANCE DE LAS CARICIAS PSICOLÓGICAS

Todos necesitamos una cierta cantidad de caricias positivas para sentirnos valorados, amados y aceptados.

Llevar una justa y balanceada cuota de caricias es todo un arte, porque la cantidad de contacto físico y conexión emocional, depende de cada persona y puede ser influenciada por factores como la edad, la cultura, el entorno, la personalidad y las experiencias de vida. Algunas personas pueden necesitar más contacto físico y/o emocional que otras para sentirse conectados y amados.

La falta de caricias positivas como palabras de aliento, o la presencia de caricias negativas como la crítica, el rechazo o la indiferencia, pueden llevar a problemas emocionales y psicológicos, por ejemplo, la baja autoestima, la ansiedad y la depresión. De ahí la importancia de conocer y ser conscientes de las caricias psicológicas positivas y trabajar para dárnoslas a nosotros mismos y a las personas con quienes nos relacionamos.

La cuota de caricias se satisface a través de las relaciones interpersonales, que también son un arte, donde:

- La caricia positiva contribuye a la vida y
- La ausencia de caricias positivas contribuye al deterioro de la salud e inclusive hasta la muerte.

Las personas necesitamos caricias positivas, sin embargo, si sentimos una falta de caricias positivas, buscaremos caricias negativas por preferirlas a no tener caricias.

CAPÍTULO 8

EL ARTE 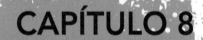 DE LAS AUTO **CARICIAS** POSITIVAS

Las auto caricias psicológicas son una forma de reconocer y validar nuestras propias emociones y necesidades de manera consciente y positiva. Son una forma de proporcionar a nuestro *'niño interior'*, el amor, la atención y los cuidados que necesitamos para sentirnos seguros y protegidos, permitiéndonos satisfacer nuestras necesidades emocionales de manera saludable y equilibrada, y que nos ayudan a construir una autoestima positiva y bienestar emocional.

El arte de las auto caricias psicológicas positivas se refiere a la creación y dedicación de un trato amable, lleno de comprensión y cariño a uno mismo, en lugar de ser autocrítico.

Se trata de aprender a cuidarnos emocionalmente de manera consciente, ofreciéndonos a nosotros mismos el tipo de apoyo y soporte que le ofreceríamos a un amigo cercano en un momento difícil.

El arte de estas caricias, implica cultivar una actitud de compasión hacia nosotros mismos, aceptando nuestras debilidades y limitaciones, y tratándonos a nosotros mismos con amabilidad y respeto, en lugar de juzgarnos o ignorarnos.

Darnos caricias positivas beneficia la salud mental, ayudando a reducir el estrés, la ansiedad y la depresión, así como a mejorar la autoestima y a sentirnos mejor con nosotros mismos.

CAPÍTULO 9

TÉCNICAS PARA AUTO ACARICIARTE POSITIVAMENTE

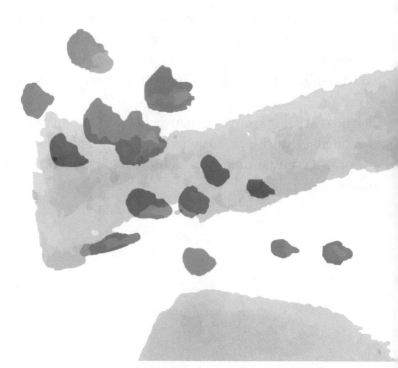

Te comparto algunas técnicas que te pueden servir para auto acariciarte positivamente:

-Haz una lista de tus cualidades.

Escribe en un papel todas las cosas que te gustan de ti mismo, como tus fortalezas, logros o habilidades. Léela de vez en cuando para recordarte todo lo positivo que tienes o cuando quieras darte una caricia positiva.

Si no estás seguro por dónde empezar, puedes apoyarte con de cuestionario de *VIA Institute* para que identifiques tus principales fortalezas de carácter. Aquí te dejo el QR y la liga para que accedas al video que lo explica con más detalle.

Conoce tus Fortalezas de Carácter
https://youtu.be/CgiIa8U14JU

-Háblate de forma positiva.

Trata de usar un lenguaje amable y motivador cuando hables contigo mismo. Por ejemplo, en vez de decirte
—*Es muy difícil* -, reflexiona:
—*¿Según quién? Puede ser un desafío, pero he hecho cosas difíciles antes"*.

-Reconoce tus logros.

Celebra tus pequeños y grandes logros, por ejemplo, si has terminado un proyecto importante, date un premio o date un abrazo. Date algo que simbolice que estás reconociendo que has hecho algo bien.

Cuando se tiene baja auto estima o se es muy duro con uno mismo, puede llegar a ser difícil darse cuenta de que se tienen logros, así que, si te cachas en que *'no tienes nada para reconocerte'*, identifica al menos una acción que hayas hecho bien, por minúscula que te pueda parecer, pero **identifícala** y, una vez que lo hayas hecho, felicítate por dos cosas:

1. Haberla identificado (a pesar de que te haya costado trabajo),

2. Haberla realizado o logrado.

Aunque no lo sientas, di en voz alta para ti mismo lo que identificaste y felicítate por haberlo identificado y realizado.

-Date tiempo para ti mismo.

Dedica tiempo para hacer cosas que disfrutas y que te hacen sentir bien, como leer un libro, salir a caminar, tomar un baño relajante, practicar *Mindfulness*, o lo que a ti te guste.

Si se te dificulta darte tiempo, si tienes la agenda taaaaan ocupada y 'no tienes tiempo', ponte a ti mismo en tu agenda.

Sí, marca un día y un horario para que te lo dediques a ti, aunque sean 15 minutos, pero lo importante es que te des a ti mismo un espacio. Y, muy importante,

¡Asígnate ese espacio lo antes posible!

-Practica la gratitud.

Agradece las cosas buenas que tienes en tu vida, por ejemplo, tus amigos, tu familia, tu hogar, tu trabajo.

Si por alguna razón, no encuentras nada que agradecer, simplemente observa algo que valoras y AGRADÉCELO. Como dice "Un Curso De Milagros":

> "No puedes sentirte agradecido por algo a lo que no le atribuyes valor".
> - UCDM

Si aun así, sientes que no lo logras, prueba relacionar tu situación con palabras de Gandhi:

> "Si no tienes sandalias, agradece que tienes pies".
> - Mahatma Gandhi

Esto significa que te fijes en lo que sí tienes, en vez de en lo que no tienes.

-Medita.

Haz una pausa en tu día para observar tus pensamientos, tus sentimientos, tu cuerpo y/o el entorno. Hay una gran variedad de meditaciones guiadas, orientadas a diferentes temas. Ojo, meditar NO significa poner la mente en blanco, se refiere a enfocar tu mente en algo específico.

-Practica la consciencia plena o *mindfulness*.

Detente por un momento y enfoca tu atención en el momento presente, a lo que sea que estés haciendo y a las sensaciones que eso te genera.

Por ejemplo, si estás comiendo, observa las sensaciones que tienes en cada bocado. Si tu mente divaga, suavemente tráela de vuelta al aquí y ahora. Como decía Thich Nhat Hanh, *"cuando camines, camina; cuando comas, come."*

-Ora.

Conecta con tu ser superior. No se refiere a algo religioso. La manera de conectar es exclusiva a tu sistema individual de creencias. El ser superior recibe diferentes nombres, algunos le llaman amor, naturaleza, universo, vida, etc. Yo lo conozco como Dios.

-Comparte.

Practica dar algo sin esperar nada a cambio. Hay estudios, como el de *"Happy Money"*, que muestran cómo es aún más gratificante que recibir.

-Relájate.

Date momentos para relajarte y disfrutar de estar relajado.

-Ríete.

-Haz ejercicio.

-Baila

Como te dicte tu cuerpo, sin miedo a ser juzgado, como si nadie te viera, como si estuvieses en el escenario de un estadio o como te sientas más cómodo para dejar que tu ser se exprese a través del baile.

-Canta

Como si quisieras que todos te escucharan, pero sin miedo a ser criticado. Si tienes buena voz, perfecto; si no, no importa, lo importante es que dejes que tu ser se exprese libre y ampliamente a través de tu voz.

-Duerme lo que verdaderamente necesite tu cuerpo.

-Conecta con la naturaleza.

Camina descalzo por la playa o el pasto, abraza un árbol, siente la lluvia, observa detenidamente a un animal, como a un ave o un insecto, o cualquier cosa que te permita conectar con la naturaleza.

-Saborea y disfruta

Cada bocado de tu platillo favorito. Acaricia a una mascota, abraza a alguien, sonríele a tu vecino, saluda a un desconocido, etc.

-Disfruta *'la vajilla de porcelana'* AHORA MISMO.

Recuerdo que, cuando era niña e íbamos a casa de mi abuela, había una vajilla de porcelana que ella atesoraba enormemente.

De hecho, la tenía en la vitrina, envuelta y empaquetada para que estuviera protegida y no se fuera a *'gastar'*, pues era *'para ocasiones especiales'*.

Cuando poníamos la mesa lo hacíamos con la vajilla *'del diario'*, pues ya todos sabíamos que la de porcelana era *'para ocasiones especiales'*. En Navidad, usábamos una vajilla del diario y otra más simpática, pero no la de porcelana. En año nuevo, igual; en el día de las madres, igual; día del padre, igual; Y total que falleció mi abuelita y jamás hubo una *'ocasión especial'* que ameritara sacar la vajilla de porcelana.

Lo que te quiero decir es NO ESPERES a usar *'la vajilla de porcelana'*. NO ESPERES hasta que haya una ocasión especial. HOY es una ocasión especial. Disfruta de las cosas que te gustan AHORA mismo. Disfruta de estar con quien o quienes amas AHORA mismo. Disfruta las charlas con quienes te importan AHORA mismo.

Disfruta las cosas que en verdad llenan tu corazón, AHORA mismo.

CAPÍTULO 10

IMPORTANCIA DE LAS CARICIAS Y LAS AUTO CARICIAS

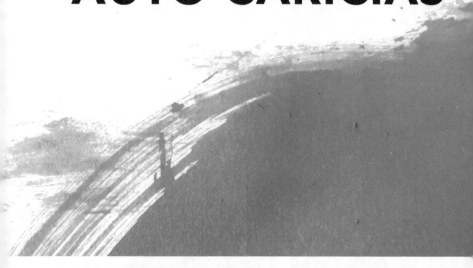

Recordemos que la necesidad o hambre de caricias está íntimamente relacionada con la supervivencia.

Hemos visto que diferentes estudios muestran cómo las caricias tienen efectos beneficiosos sobre la salud mental, emocional y física, y la falta de ellas genera diferentes afecciones pudiendo llegar a ser fatales.

En nuestro día a día tenemos diferentes oportunidades de dar y recibir caricias psicológicas. Cada uno de los entornos en los que nos relacionamos son fuentes de caricias.

Por ejemplo, si estudias y trabajas tienes al menos tres fuentes de caricias:

1. El lugar donde vives,
2. La escuela y
3. El trabajo.

El entorno donde te desenvuelves de manera cotidiana es una fuente constante de caricias psicológicas, ya sean positivas o negativas. Por ejemplo, cuando haces un proyecto y notas que te queda bien o cuando alguien agradece tu ayuda, o cuando te saludan, o cuando platicas.

Si por alguna razón se dejan de recibir caricias de una fuente, como cuando uno se jubila, se pierde la fuente de caricias que tenía en el trabajo y se produce una sensación de vacío.

Una trampa común es buscar una nueva actividad. Sin embargo, la **falta de caricias** por no trabajar NO necesita ser reemplazada por otro quehacer, sino por amor a uno mismo, por auto caricias, independientemente de la edad o la actividad.

Sin importar el entorno o la situación en que se esté, se debe tener clara la importancia de **no depender de los demás para recibir caricias.** Y no se trata de ser '*independiente*' o de cambiar de '*quehaceres*'. Se trata de algo mucho más profundo: el arte de amarse a uno mismo.

El amor a uno mismo no debe surgir de lo que HACEMOS, sino de lo que SOMOS.

Lo que hacemos no nos da un valor.

Lo que SOMOS es nuestro VALOR.

Independientemente de lo que HAGAS, seguirás SIENDO.

Reconócete como quién eres, no como lo que haces.

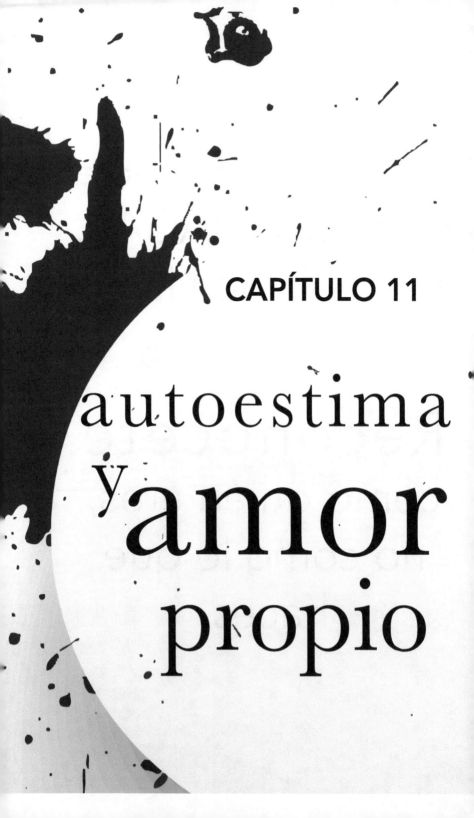

CAPÍTULO 11

autoestima
y amor
propio

La autoestima y el amor propio son conceptos distintos y ambos son importantes para nuestra salud mental y bienestar emocional. Como en el arte, estos se construyen poco a poco, junto con nuestro desarrollo emocional y nuestra introspección espiritual.

La autoestima puede influir en cómo nos sentimos acerca de nuestras habilidades. Se refiere a la valoración que tenemos de nosotros mismos.

Es la opinión que tenemos acerca de nuestras características personales y comportamientos. La autoestima puede ser alta o baja y puede variar según la situación.

Por ejemplo, una persona puede tener una alta autoestima en relación con su capacidad para el trabajo, pero una baja autoestima en relación con su apariencia física.

El amor propio influye en cómo nos sentimos acerca de nosotros mismos como personas. Es la aceptación de uno mismo, tanto física como emocionalmente y la actitud que tenemos hacia nosotros mismos, sin importar nuestras habilidades o características personales.

Es el reconocimiento de nuestro propio valor como seres humanos y cómo cuidamos de nosotros mismos de manera integral.

Amarse a uno mismo implica tener una autoestima saludable, respetar nuestros límites, fomentar la autodisciplina y la autorreflexión, y buscar la felicidad y la satisfacción en nuestras vidas.

El amor propio también implica ser compasivo y gentil con uno mismo, perdonarse por los errores, aprender de ellos y trabajar en la mejora personal y el crecimiento emocional.

La autoestima se enfoca en la valoración de nuestras habilidades y características; el amor propio se enfoca en la relación que tenemos con nosotros mismos. Una persona puede tener una autoestima alta, pero no necesariamente tener amor propio si no se acepta y ama a sí misma de manera incondicional.

Si nos amamos lo suficiente, aprenderemos a auto acariciarnos positivamente. Las caricias hacia nosotros mismos serán valiosas, porque reconoceremos nuestro valor y, de esta forma, nuestro bienestar dejará de estar en manos de los demás: pareja, familia, trabajo o amigos.

Ten presente esta frase:

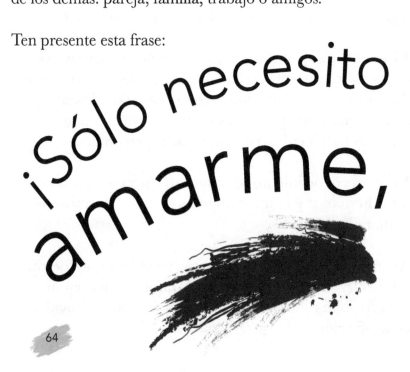

¡Sólo necesito amarme,

acariciarme

positivamente

y rechazar

las caricias

negativas

para estar

bien

conmigo mismo!

CAPÍTULO 12

CUIDADO CON LOS EXCESOS

Hay que encontrar un nivel de autoestima saludable. Ni excesivo ni bajo... saludable.

Una autoestima demasiado alta es una evaluación exageradamente positiva de uno mismo, que suele perder objetividad y llegar a fomentar arrogancia y un sentido de superioridad, mostrando falta de empatía, tendencia a menospreciar a otros y ser superficial, generando conflictos y dificultad para relacionarse auténticamente con los demás.

Se puede tener una falsa sensación de seguridad en uno mismo, siendo sobre confiado y perder la objetividad en sus habilidades o conocimientos, lo que puede llevar a errores, fracasos y a la soberbia.

También puede generar dificultad en la persona para aceptar la retroalimentación cuando está equivocada, o sentirse herida o atacada cuando alguien le cuestiona algo, impidiéndole aprender de sus errores.

Un nivel de autoestima demasiado bajo, es una percepción negativa y desvalorizada de sí mismo. Las personas con baja autoestima suelen tener una opinión negativa respecto a sus habilidades, apariencia, valía personal y capacidad para enfrentar desafíos. Pueden tener sentimientos de inseguridad y autocrítica, necesidad de la aprobación de los demás y dificultad para poner límites por temor al rechazo y falta de confianza en sí mismas.

Tener una autoestima en un nivel saludable es cuando te ves de manera realista y positiva, reconociendo las fortalezas y limitaciones propias, pero sintiéndote valioso y confiado en lo que puedes hacer.

Es quererte y aceptarte cuando las cosas van bien, cuando enfrentas dificultades e, incluso, cuando algo no sale como esperabas. Es tratarte con respeto y empatía a ti mismo, así como a los demás.

69

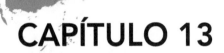

CAPÍTULO 13

CALIDAD
DE LAS
CARICIAS

Es importante aprender a reconocer las caricias positivas para poderlas aceptar y gozar de sus beneficios.

El efecto de la caricia depende de cinco características:

1. Sinceridad:

Una caricia sincera es la que te nace de verdad, que se ofrece de manera auténtica, honesta, genuina, sin segundas intenciones o manipulaciones. Hay que ser sinceros al compartirla porque, si no lo eres, resulta contraproducente.

Se da desde un lugar de amor, empatía y compasión, con el propósito de hacer sentir bien a la otra persona y no de obtener algo a cambio. Como decía mi abuela, "desde el fondo de tu corazón". Por ejemplo:

• Elogiar los logros de alguien.
• Mostrar interés por sus preocupaciones y sentimientos.
• Ofrecer palabras de aliento y apoyo.
• Escuchar sin juzgar.
• Ofrecer ayuda.
• Ser amable.
• Felicitar a un compañero por algún logro o talento.

2. Personalización:

Esto significa que nos dirijamos a la persona diciendo su nombre, pues es una manera de reconocer y elogiarla, en vez de hacerle un comentario general. Se centra en una cualidad específica que la persona tiene o está mostrando. Por ejemplo,

— "Juan, **tú** eres muy simpático", en lugar de,
— "Las personas como tú son muy simpáticas"

Observa que la caricia no es para la conducta de Juan, es para Juan.

— "Aída, **eres** muy buena presentando", en lugar de,
— "Qué buena presentación."

Observa que la caricia es para Aída, no es para el trabajo. Las caricias psicológicas positivas personalizadas, se centran en valorar directamente a la persona, su esfuerzo y/o sus logros, contribuyendo a fortalecer las relaciones al crear vínculos emocionales más profundos.

Es importante destacar que las caricias positivas deben ir dirigidas a la persona. Si por alguna razón hay una caricia que puede ser interpretada como negativa, esa debe ir hacia **la conducta** de la persona.

Por ejemplo:

La mamá le dice a su hijo – *"te quiero mucho pero no puedo permitir que **no estudies**. Estás castigado por no haber estudiado"*.

La mamá está castigando al hijo por la conducta, **no estudió** y le deja saber al hijo que a él si lo ama, pero que su conducta de no haber estudiado es la que está siendo castigada.

El hijo puede llegar a sentir que la madre le dio una caricia negativa con el castigo **por no haber estudiado.** Por ello, la importancia de que la madre le aclare que está molesta con su conducta, no con él. Independientemente de lo que él hijo hizo, la madre lo sigue amando.

3. Adecuación:

Que tenga que ver con la situación, que no sea exagerada o esté fuera de lugar.

Una caricia psicológica adecuada es aquella que se ofrece de manera educada, considerada y apropiada para la situación en la que se da.

Por ejemplo, un niño trae a casa una buena calificación, su papá le dice:

— "¡Muy bien hecho, Pepito! Estoy orgulloso de ti por haber alcanzado esta calificación".

Esta caricia psicológica es educada, apropiada y se enfoca en el logro del niño, lo que nutre su autoestima y motivación.

4. Dosificación:

Implica brindar un equilibrio entre caricias positivas y retroalimentaciones constructivas, para mantener una perspectiva realista, justa y equilibrada, que no sea ni excesiva ni insuficiente, y así ayudar a la persona a mejorar y crecer.

Es importante no confundir la dosificación con el descuento de caricias, del cual hablaremos más adelante.

Por ejemplo:

El jefe felicita a un empleado por un buen trabajo en un proyecto, pero también le explica que tuvo ciertas áreas de oportunidad, dándole reconocimiento por lo que hizo bien (caricias positivas) y dándole algunas sugerencias para mejorar en el futuro.

— "¡Excelente trabajo en el proyecto, Alex! Encontraste una solución muy creativa y a muy bajo costo. También, te sugiero que en la próxima oportunidad cuides terminar en tiempo. Sigue así y juntos podremos alcanzar los objetivos".

Esta caricia psicológica destaca los aspectos positivos del trabajo de Alex y también le ofrece una sugerencia constructiva para ayudarle a mejorar en el futuro. Está dosificando; no le da sólo lo negativo o sólo lo positivo y no lo exagera.

Otro ejemplo:

Un papá le dice a su hijo que acaba de traer una calificación reprobada.

— "Hijo, tú eres muy capaz, necesitas aprobar tus materias. ¿Por qué reprobaste y qué puedes hacer para ya no reprobar?".

Esta caricia dosificada reconoce la capacidad del hijo (diciéndole que es muy capaz), y le muestra la apertura al diálogo (preguntándole qué pasó y qué puede hacer) y le dice lo que se espera de él (que apruebe la calificación).

No está exagerando en lo bueno que tiene (que es capaz) ni tampoco en lo que estuvo mal (que reprobó).

5. Argumentación:

Es explicar la razón por la cual se da la caricia, compartiéndole razones y evidencias para respaldar la caricia positiva que se le está dando.

Por ejemplo:

*   Un profesor felicita a un estudiante por una tarea bien hecha y le proporciona una explicación detallada de por qué.
    — "¡Excelente trabajo en la tarea, Ana! Tu análisis fue muy organizado, detallado, e incluiste los gráficos".

En esta caricia, el profesor está explicando las razones específicas de por qué piensa que fue excelente.

Otro ejemplo:

Una hija elogia a su madre por su habilidad en la cocina.

— "Mamá, tu comida es buenísima. Cocinas rico, saludable y además me apapachas. Me encanta comer contigo".

En esta caricia la hija está dándole las razones específicas a su mamá de por qué piensa que su comida es buena y por qué le gusta comer con ella.

CAPÍTULO 14

DESCUENTO

El descuento de las caricias es una variante de las caricias negativas, donde una persona rechaza o minimiza las caricias positivas o elogios que da o recibe de otra persona. Tiene una agresión que no necesariamente es evidente. Como decía mi abuela: lleva una agresión *'por debajo del agua'* (traducción de la abuela: una intención negativa velada).

> Por ejemplo, una sonrisa fingida parecería una caricia positiva, pero en realidad es un descuento porque, por *'debajo del agua'*, está haciendo menos a la otra persona o no está siendo genuino.

En otras palabras, es como si la persona *'descontara'* o le *'quitara importancia o valor'* a las caricias positivas que da o que recibe.

Esto puede ser el resultado de varios factores, como la falta de autoestima, la necesidad de autoafirmación, la creencia de que las caricias son falsas o exageradas, entre otros.

Por ejemplo, alguien dice:

> — "¡Qué bonita camisa tienes!" (caricia positiva) y la otra persona responde:
> — "No, no es gran cosa (descuento). La compré en una tienda barata (otro descuento)".

En este ejemplo se muestra que se está restando importancia o nulificando la caricia positiva que le dieron, rechazando sus beneficios. Hay varios tipos de descuentos como:

- A la caricia se le **DESCUENTA SU SIGNIFICADO.**
Quien recibe la caricia, le hace el descuento.

Caricia: — "Te ves muy bien"
Descuento: — "Aunque cuando tenía 25 años me veía mejor"

La misma persona que lo recibe lo descuenta.

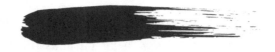

- Quien recibe la caricia **DESCUENTA A QUIEN SE LA DA.**

Caricia: — "Eres muy bueno supervisando".
Descuento: — "Sí, pero me gustaría que me lo dijera mi jefe".

Quien recibe la caricia, descuenta a la persona que se la está dando. Es como que le dijera "no me importa lo que tú piensas, no vale. Valdría si fuera de mi jefe".

-Descuento **A QUIEN DA** la caricia.

> **Caricia:** — "Me alegra que te hayan dado el premio".
> **Descuento (pensamiento):** — "De seguro me lo dice por compromiso".

La persona que recibe la caricia devalúa la caricia, se devalúa a sí misma y le echa la culpa a quien se la da.

-Descuento por **QUIEN IGNORA.**

> **Caricia:** — "Hola".
> **Descuento:** — "… " (silencio, no hay respuesta)

Al no responder, se le está ignorando a esa persona. Se está '*descontando*' directamente a la persona. Recuerda que peor que las caricias negativas, es no recibir nada.

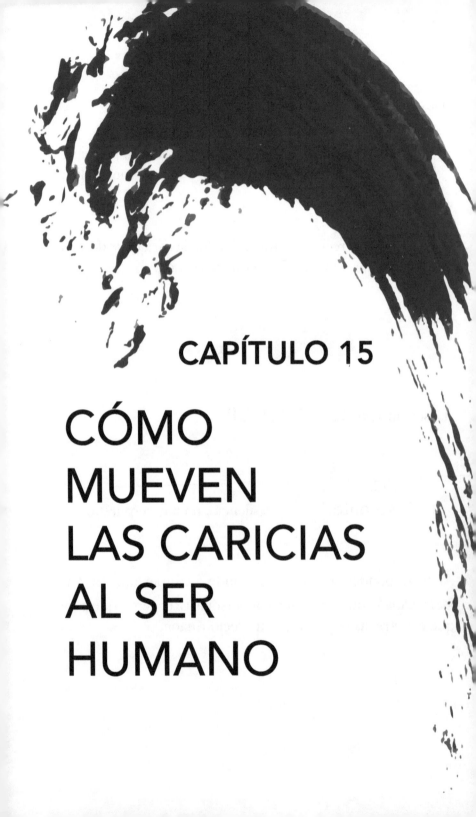

CAPÍTULO 15

CÓMO MUEVEN LAS CARICIAS AL SER HUMANO

Así como una pintura, una canción, una fotografía nos mueve, nos cambia, nos sacude, así las caricias "nos mueven" y nos hacen actuar, sentir y pensar de manera diferente a la que normalmente actuaríamos.

Veamos algunos ejemplos.

El vestido de Jacky

Jacky se puso un vestido que le encanta y su *'amiga'* con tono un poco burlón le dice:
— ¡Qué bonito vestido!, pero los colores claros no te quedan bien.

Después de esto, Jacky no se vuelve a poner el vestido.
• La caricia que busca es la aceptación,
• Como no la recibió, prefiere evitar usar ese vestido para ser *'aceptada'*, que ser ella misma y sentirse rechazada.

La crítica es una caricia negativa, aunque se disfrace de que es *'constructiva'*. La parte negativa de la caricia va en el tono de voz burlón que se utiliza, lo que la hace un **DESCUENTO**.

No ponerse el vestido es también una caricia negativa, pues es dejar de hacer algo que le gusta por la **NECESIDAD** de 'ser aceptada' o no ser criticada (otra caricia negativa). Jacky está escogiendo la carica *'menos negativa'*, pues es mejor que no sentir ninguna caricia (ser rechazada).

La deuda de Andrea

Andrea busca obtener la admiración (caricia) de sus familiares, amigos y vecinos. Para lograrlo, Andrea compra un auto caro endeudándose mucho más de lo conveniente.

- La caricia que busca es la admiración
- Está tan necesitada de caricias que le importa más obtenerlas, que el problema de endeudarse.

El regalo de Pablo

A Pablo no le gusta gastar en regalos para sus compañeros de oficina, pero lo hace para que ellos se sientan bien.

Pablo no está dándoles los regalos porque en realidad les quiera dar algo, sino para recibir algo a cambio: una sonrisa o un agradecimiento o ser aceptado (caricia positiva), o no ser criticado (evitar una caricia negativa).

Pablo tiene tanta **NECESIDAD** de recibir caricias positivas, que da caricias no auténticas (caricias negativas) para poder recibir caricias positivas a cambio."

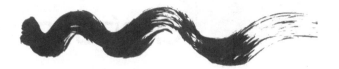

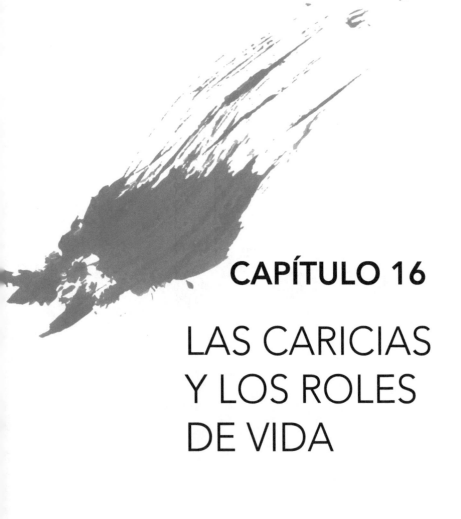

CAPÍTULO 16

LAS CARICIAS Y LOS ROLES DE VIDA

En la vida, desempeñamos distintos roles que tienen diferentes objetivos y responsabilidades de acuerdo con cada área de nuestra vida, como la familiar, social, laboral, educativa y religiosa. Estos roles van cambiando a través del tiempo, según diferentes factores como la edad, las expectativas, la cultura, la educación o la experiencia.

Cada persona desempeña diferentes roles en su historia, como: padre, madre, hijo, hija, amigo, esposo, estudiante, miembro de un club, etc. Según el entorno o la situación, se pueden asumir diferentes roles, ya sea de forma individual o combinada, por ejemplo,

- En la pareja se es esposo.
- En el trabajo se es compañero, jefe o ambos.
- En la sociedad, se es amigo, consumidor, vendedor, pasajero, conductor, maestro, alumno y una larga lista de etcéteras.
- Con uno mismo, se es la persona que se auto regaña o se reconoce, la que se dice — "qué bien me veo hoy", la que se alimenta cuando tiene hambre, además de cubrir otras necesidades básicas.

En cada uno de los roles de vida tenemos **necesidades emocionales** y de afecto, que pueden variar según las circunstancias, la personalidad y otros factores individuales.

Puede ser que recibamos muchas caricias positivas y nos sintamos muy satisfechos en una o varias de las áreas, como con la pareja, pero por otro lado, nos sintamos insatisfechos, como en el trabajo, donde buscaremos hacer algo para obtenerlas o auto acariciarnos.

Hay diferentes situaciones posibles, por ejemplo:

- Tener más caricias positivas en el trabajo y más negativas en la relación de pareja.
- Obtener más caricias positivas con la pareja y más negativas en el trabajo.
- Sentir caricias positivas en el área social con los amigos, pero mala con nuestros hijos.
- Tener caricias positivas con la familia, en el trabajo, con los amigos, pero ninguna carica a uno mismo porque no estamos satisfechos con nuestros logros.

Por ejemplo, una persona recibe muchas caricias positivas de sus amigos porque es alguien muy simpático, pero en su trabajo, no les importa la simpatía, sino que sea efectivo. Como no lo es, recibe pocas caricias positivas y está insatisfecho y buscará algo para recibirlas, o para auto acariciarse.

Hay algunas necesidades de caricias que son más importantes en ciertas etapas de la vida o en situaciones específicas. Es importante buscar y encontrar el balance en las diferentes etapas y áreas de la vida.
Si no tomamos consciencia de la importancia de la escasez o exceso de caricias, podemos quedar afectados emocionalmente. Por ello, la importancia de ser conscientes de nuestras necesidades de caricias y buscar satisfacerlas de manera balanceada y saludable en cada uno de los roles de vida que desempeñamos.

Si nos amamos lo suficiente y aprendemos a auto acariciarnos positivamente, las caricias hacia nosotros mismos tendrán valor y así, nuestro bienestar estará en nuestras manos y no en manos de los demás.

Si nos amamos
lo suficiente
y aprendemos
a auto acariciarnos
positivamente,
nuestro bienestar
estará en nuestras
manos y no
en manos
de los demás.

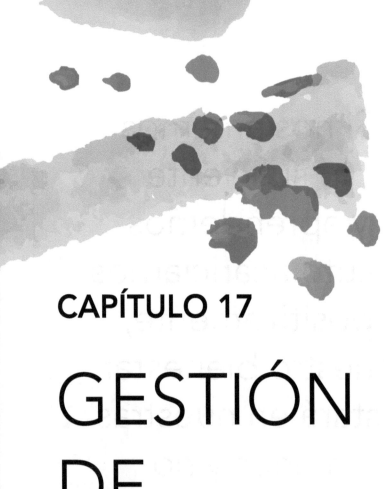

CAPÍTULO 17

GESTIÓN DE CARICIAS

En la economía tradicional, fijar los precios de las cosas es esencial, y esto se guía principalmente por cuánto desean las personas esos productos y cuántos hay.

Por ejemplo, si las manzanas están de oferta, se debe a que es la temporada y hay muchas: por eso bajan el precio. Y cuando no es temporada y casi no hay manzanas, sube su precio. Es decir, las ofertas que encontramos cuando vamos al súper, suceden cuando hay exceso de esos productos y el precio sube cuando no hay suficientes.

Así pasa en la gestión de las caricias psicológicas o físicas: Si el padre de Paco, que tiene 5 años, casi no le da caricias positivas (como palabras de aliento, de reconocimiento o besos y abrazos), para Paco el valor de las caricias del papá es mucho, porque las caricias son muy escasas. Si su mamá le da muchas caricias positivas, para Paco el valor de esas caricias no es mucho.

Independientemente del amor que le tengan sus padres a Paco, lo que le va a impactar es qué tanto y de qué manera se lo demuestren a través de caricias psicológicas, que es la forma en la que el hijo **PUEDE NOTAR** o **SENTIR** ese amor. Tal vez su papá lo quiere muchísimo, pero se lo expresa muy poco o no se lo da a notar.

La teoría de la gestión de caricias, planteada por Claude Steiner, se basa en la manera en que manejamos y distribuimos el afecto en nuestras relaciones. A medida que avancemos, revisaremos situaciones y casos prácticos de estos conceptos.

Gestionar las caricias psicológicas se refiere a la habilidad de dar y recibir caricias positivas de manera adecuada y saludable.

Se trata de entender cómo te sientes y cómo se sienten los demás, y también de saber cómo mostrar y recibir afecto de manera balanceada. Esto significa no dar insuficientes caricias o muestras de cariño, pero tampoco exagerar; es encontrar el punto justo para cuidarnos emocionalmente.

No se trata sólo de buscar o dar la aprobación o el reconocimiento constante de o hacia los demás. Implica ser capaz de poder intercambiar caricias psicológicas positivas, estableciendo límites sanos y de comunicar nuestras necesidades y deseos de una manera efectiva, saludable, sincera y balanceada.

De ahí la importancia de entender las caricias psicológicas y sus diferentes aspectos.

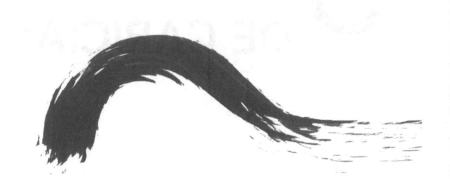

CAPÍTULO 18

5 PRINCIPIOS DE ESCASEZ DE CARICIAS.

Existen una serie de *'reglas'* marcadas por las costumbres y creencias, que tienen ciertos prejuicios y que impiden un libre y sano intercambio de caricias entre las personas, provocando escasez de caricias. Este tipo de *'reglas'* suelen estar tan internalizadas, que difícilmente cuestionamos de dónde vienen, o si es que tienen o no sentido. Simplemente las *'cumplimos'* de manera automatizada y generalmente inconsciente, donde ese *'cumplimiento'* provoca escasez de caricias.

Las personas expresivas respecto a su búsqueda de caricias o contacto social pueden ser juzgadas y criticadas, lo que conlleva a que se limiten o a que de plano no expresen su necesidad de caricias abiertamente.

Por ejemplo, la frase *'no llores'* la hemos escuchado desde pequeños, en diferentes lugares y es una frase 'tan normal' que ni nos cuestionamos su trasfondo ni su impacto. Simplemente la usamos.

Entonces, cuando vemos llorar a alguien, lo primero que suele venirse a la mente es decirle — "no llores" porque es lo *'normal'*, es lo que se estila para darle consuelo. Y esa persona, que también está conectada con ese mensaje, al momento en que le dicen *'no llores'*, responde algo como:

— "Sí, ya se me pasará" o
— "Es que soy muy chillona"
— "No me hagas caso, al ratito se me pasa".

Esa persona está limitándose y no expresa lo que realmente siente que es pedir la caricia que en ese momento requiere. Quizá lo que esa persona quisiera en ese momento es un abrazo o que la escuchen, o que simplemente la acompañen y no la juzguen. Pero no lo expresa abiertamente porque esta 'cumpliendo las reglas' y si no las *'cumple'* teme ser juzgada.

La no expresión o represión de nuestra necesidad de caricias, puede provocar daños que abarcan, desde una emoción desagradable, hasta infelicidad e inclusive enfermedades fatales. Las formas en las que se presenta esta escasez de caricias positivas son:

1. No dar las caricias positivas que merecen los demás

Existen una serie de creencias que nos limitan a dar caricias positivas a los demás, ¡aún y cuando notamos que las merecen!, y usamos ideas o frases preconcebidas para *'justificar'* por qué no se las damos, como:

- "Que cumpla con su obligación, para eso le pagan".
- "La gente que recibe elogios se echa a perder".
- "Todos los padres quieren a los hijos, no hace falta estar repitiéndoselos o mostrándoselos a cada rato".
- "Cuanto más elogies, más elogios pedirán".
- "No se van a esforzar más si los felicitamos".
- "Qué pérdida de tiempo".
- "Ni los conozco".

- "Hay otras cosas más importantes que estar diciendo tonterías".
- "Pueden pensar mal de mí".
- "Ya se los he dicho antes"
- "Ellos saben lo que siento, no necesito decírselos o repetírselos.

Puede haber diferentes razones, como que en el fondo haya miedo a ser juzgado o a ser rechazado por haber dado esa caricia, o miedo a abrirse y que después abusen de esa apertura.

También puede ser que haya egoísmo, como

- "No me gusta dar, más bien me gusta recibir".
- "Qué tal si se acostumbra".

O puede ser que haya pereza, como:

- "¡Qué cansado tener que estar dando siempre!"

REFLEXIONA:

¿Alguna vez has DEJADO DE DAR una caricia positiva a alguien que se merecía recibirla?
¿Cuál fue la situación?
¿Cuál fue la caricia que DEJASTE DE DAR?

*Caso de Claudia: **Mi hijo me ayudó a cocinar de muy buena gana y no le di las gracias.***

Justificación: "No le di las gracias (caricia) porque creo que es su obligación".

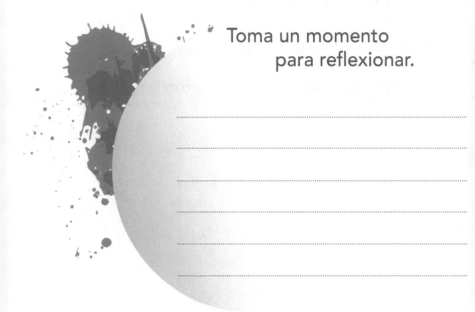

Toma un momento
para reflexionar.

2. Rechazar las caricias positivas que merezco

Aceptar una caricia positiva puede costar trabajo, porque de fondo hay la creencia de que no la merecemos y usamos todo tipo de argumentos inconscientes para auto convencernos y justificar esa creencia.

También puede haber una auto devaluación, es decir, una sensación de no valer, no tener lo necesario, o no ser lo suficiente, como para que alguien en realidad nos quiera, nos desee el bien o simplemente quiera comunicarnos, '*sé que estás ahí*' de manera auténtica.

Hemos escuchado mensajes, frases o dichos, en alguna u otra etapa de nuestra vida, a través de familiares, amigos, en la escuela, el trabajo, la comunidad, etc., que eventualmente se hacen '*automáticas*', o sea, la mente las ejecuta sin tener que poner atención en ello. Y así aprendimos a no recibir las caricias positivas que merecemos, 'justificándolo' con diálogos internos como:

– "A buena hora; tendría que haberse acordado antes".
– "Si alguien te elogia, piensa mal, algo quiere sacarte".
– "Si me creo los elogios, me volveré dependiente".
– "Algo querrá cuando viene con elogios".
– "Van a pensar que soy un blandengue".
– "Es de vanidosos aceptar los elogios".
– "Si supiera quién soy en realidad…"
– "Van a pensar que soy presumido".
– "En realidad, no me lo merezco".

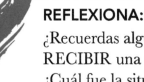

REFLEXIONA:

¿Recuerdas alguna vez que hayas DEJADO DE RECIBIR una caricia positiva que merecías?
¿Cuál fue la situación?
¿Cuál fue la caricia que DEJASTE DE RECIBIR?

Caso de Margarita: Invité a una amiga a comer unos tamales que cociné y me dijo que eran los mejores tamales que había comido.
Yo sé que pudo habérmelo dicho de verdad porque los hago muy bien, pero le dije:
- "¡Ay no exageres! Saben bien, pero no es para tanto".

Justificación: No acepté el cumplido (la caricia) porque creí que ella iba a pensar que soy presumida.

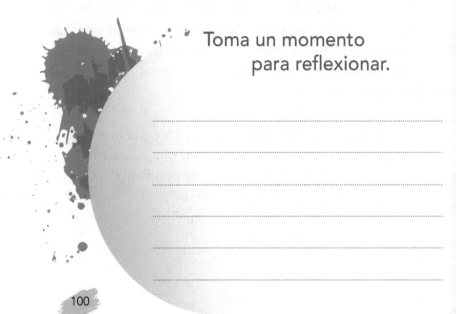

Toma un momento
para reflexionar.

....

....

....

....

....

....

3. No pedir las caricias positivas que necesito

Esto viene del temor al rechazo o a ser juzgado por expresar lo que necesitas y mostrarte vulnerable.

Nos autoengañamos pensando que, si pedimos o mostramos que tenemos una necesidad de caricias positivas, nos mostraremos vulnerables, débiles y entonces pensamos que nos veremos inferiores a los demás.

Éstas son algunas de las justificaciones inconscientes que nos hacemos, para no mostrar la necesidad de caricias positivas. La soberbia puede ser otro factor para no pedir las caricias necesarias.

Este principio se 'justifica' desde creencias como:

- "Sólo valen si son espontáneas; tienen que salir de ellos".
- "Si le digo que necesito un abrazo, pensará mal de mí".
- "Si realmente me quisiera, sabría lo que necesito".
- "Tengo que ser fuerte y no depender de nadie".
- "Lo podría usar como un arma en mi contra".
- "No soy rogón/rogona" o "Yo no ruego".
- "Que ellos me lo pidan o digan primero"
- "Van a pensar que busco algo de ellos".
- "Yo no me rebajo a pedirle a nadie".
- "¿Cómo voy a andar pidiendo"?
- "Si pido una carica, me veré débil".
- "Se reiría de mí".
- "Pareceré muy necesitado"

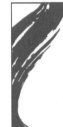

REFLEXIONA:

¿Recuerdas alguna vez que hayas DEJADO DE PEDIR una caricia positiva que merecías?
¿Cuál fue la situación?
¿Cuál fue la caricia que DEJASTE DE PEDIR?

Caso de Marco: Llegué muy cansado a mi casa porque tuve un día muy difícil en el trabajo, me dolía mucho la espalda y se me antojaba un masaje.

Justificación: Pensé en pedirle a mi esposa que me diera un masaje (caricia positiva), pero no lo hice porque creí que ella iba a pensar:

— *"¡Los hombres fuertes no sienten dolor!"*

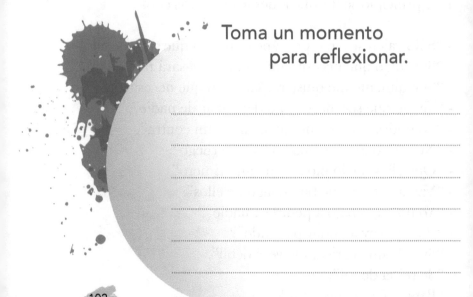

Toma un momento para reflexionar.

4. No darse caricias positivas a sí mismo

A veces nos cuesta mucho trabajo auto acariciarnos porque hemos aprendido a no hacerlo y una voz en nuestra mente nos dice cosas como:

- "Hiciste eso bien, pero le falta…".
- "Ese reloj te lo prestaré en ocasiones especiales". Y nunca había ocasiones lo suficientemente especiales como para usarlo.
- "No hagas eso porque pensarán que te crees superior".
- "No seas presumido/presumida"
- "Saqué buenas calificaciones y me iba a comprar esto, pero está muy caro, así que me compraré esto otro."
- "Acariciarte es malo".
- "No te toques 'ahí', no seas cochino"
- "Fuchi, 'eso' no se toca."

Estas dos últimas frases, especialmente cuando son escuchadas en la infancia, tienen un impacto importante en la auto imagen del niño. El niño o niña se toca sus genitales como parte de la exploración de su cuerpo, igual que se toca un pie o una mano. Pero si llega el padre o la madre con una frase como, "no te toques ahí, no seas cochino", donde ni siquiera puede llamar a los genitales por su nombre, lo que le está comunicando al niño es que hay una parte de él o ella que es sucia, o de la cual hay que estar avergonzado, tanto, que ni siquiera se puede decir su nombre. Y el niño o niña va aprendiendo a percibirse como que casi todo está bien en él o ella, pero no todo.

O sea, hay algo que es 'sucio' o 'malo' en él o ella. Y, cuando ese niño crece, le puede costar trabajo dar y recibir caricias positivas en la intimidad física y también en la intimidad emocional, ya sea con otras personas o consigo mismo. Le puede costar trabajo verse como un todo, sin partes 'defectuosas' o de las cuáles se tenga que 'avergonzar', a pesar de que es una idea falsa. En el fondo de su mente hay una voz que le dice:

> — "estás todo bien, pero... no lo suficientemente bien". ¿Te suena familiar?

Esto también se suma a la dificultad para darse caricias psicológicas positivas a uno mismo, como hablarse con cariño, ser auto compasivo y aceptarse y amarse tal como se es.

Este tipo de mensajes fueron repetidos en nuestro entorno mientras crecimos, ya fuera en casa, con los amigos, en la escuela, etc. y se fueron reforzando y automatizando, hasta llegar al punto de no darnos auto caricias positivas o de ir posponiendo las auto caricias, sin siquiera cuestionarlo, 'justificándolo' con diálogos internos como:

- "Que yo mismo me aplauda, no cuenta."
- "Eso es narcisismo o egocentrismo".
- "Eso es vanidad".
- "Si me reconozco a mí mismo, me voy a hacer conformista".
- "Si yo me auto acaricio, me van a juzgar" o "¿qué van a pensar de mí?"

- "Voy a usar mi vestido favorito cuando haya una ocasión sumamente especial" (y nunca hay una ocasión lo suficientemente especial).

- "Me encantaría un descanso, pero hay cosas más importantes que mi descanso".

- "Quisiera aplicar para un ascenso, pero no estoy lo suficientemente capacitada".

- "Quisiera decirle adecuadamente que no me grite, o que no me hable así pero no tengo la jerarquía o la autoridad para decírselo".

- "Sería bueno comprarme algo que quiero y por lo que he trabajado, pero primero voy a comprar otra cosa".

REFLEXIONA:
¿Recuerdas alguna vez que hayas necesitado DARTE A TI MISMO una caricia positiva que merecías y no lo hiciste?
¿Cuál fue la situación?
¿Cuál fue la caricia que DEJASTE DE DARTE?

Caso de Fernanda: Hice muy bien un proyecto y me dieron un bono que merecía. Quise comprarme una bolsa que desde hace tiempo me gustaba (caricia positiva).

Justificación: No lo hice porque pensé que era muy cara y hacía más falta un mueble para la cocina.

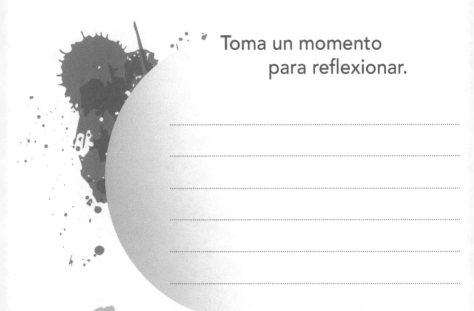

Toma un momento para reflexionar.

5. Aceptar las caricias negativas

Es cuando aceptamos las caricias negativas en vez de rechazarlas. A veces, inclusive, las buscamos.

Recuerda: recibir caricias es tan importante que es mejor recibir caricias negativas que no recibir nada.

Las caricias son como tomar agua: necesitas el agua para vivir y si no tienes agua, cuando encuentras agua sucia, te la tomas para no morir de sed, porque:

Cuando se tiene sed, es mejor tomar agua sucia que morir de sed.

Hay diversos motivos por los cuales las aceptamos, como:

- Tener un 'cartucho' que pueda ser utilizado en el futuro para 'negociación' o para tener una 'justificación' de venganza.
- Para sentirse víctima de 'los malos'.
- Para auto castigarse pensando — "qué bueno, para que aprendas".

Este principio suele ser 'justificado' derivado de repetidos mensajes como:

- "Si te critican, es por tu bien".
- "Algo habrás hecho para merecerlo".
- "La letra con sangre entra".
- "Te hace sufrir porque te quiere".
- "Sólo es por tu bien".
- "Te maltrato porque me importas, o porque quiero que aprendas"
- "Eso te prepara mejor para la vida".
- "Está agresivo conmigo porque alguien lo hizo enojar".
- "Me grita porque sabe que puede desahogarse conmigo"
- "Me cela porque me quiere".

El gran riesgo de aceptar caricias negativas, o sea, no rechazarlas, es que se acumulan y van deteriorando nuestro bienestar emocional, mental e inclusive físico, como la disminución de nuestra autoestima, el principio de la auto desvaloración, la generación de emociones negativas, o llevándonos a tener relaciones tóxicas, entre otros riesgos.

Tú puedes rechazar las caricias negativas, expresando tu rechazo a las mismas, pero lo más importante es que no las aceptes en tu interior, en tu mente, ni en tu sentir.

Si, por ejemplo, a alguien que te grita, le puedes decir algo como:

> — "Escucho muy bien, por favor mantén un volumen de voz más bajo".

Donde lo más importante es que **a nivel interior, no aceptes la caricia negativa**. En tu interior, no 'la compres', no te enganches. La persona que haga la caricia negativa tiene su propia historia, razones y circunstancias para hacerlo y son decisión de esa persona.

Pero tú eres quien tiene el poder de decidir rechazar, o sea, de no aceptar la caricia o caricias negativas. Puede ser que entiendas de dónde viene esa caricia negativa, pero eso es muy diferente a aceptarla.

Rechazar o NO aceptar la caricia negativa, es la elección a tomar consciente e intencionalmente.

REFLEXIONA:

¿Recuerdas alguna vez que hayas necesitado
RECHAZAR una CARICIA NEGATIVA
y no lo hiciste?
¿Cuál fue la situación?
¿Cuál fue la CARICIA NEGATIVA
que ACEPTASTE?

Caso de Susana: en el trabajo una compañera me dijo: — "No te veo cualidades para un ascenso".
Me puse muy triste, aun cuando no había un motivo real para que me dijera eso.

Justificación: No la rechacé porque, cuando me lo dijo, yo percibí su comentario (caricia negativa) como un hecho, siendo que, en realidad, era sólo su opinión.

Toma un momento
para reflexionar.

En cada una de las cinco reflexiones, analiza:

A. La razón o las razones por las cuales no hiciste lo que más te convenía.

B. Observa si esa decisión te contribuyó positivamente.

Por ejemplo, en el caso de Margarita y los ricos tamales que preparó:

A. *Cuando rechacé la caricia positiva, fue porque creí que mi amiga iba a pensar que soy presumida.*

B. *No me contribuyó positivamente, porque ahora me doy cuenta de que yo SÍ merecía la caricia, independientemente de si ella me lo decía por compromiso o no. La realidad es que NO sé lo que en verdad la otra persona piense. Lo que sí sé es que me dio una caricia positiva, que me hizo sentir bien, así que ¡elijo aceptarla!*

Como podrás notar, no hay razones REALES para no recibir, o no dar caricias positivas cuando son merecidas.

Recibimos o no y damos o no caricias psicológicas, por diferentes motivos que se van automatizando y reforzando a lo largo de nuestras vidas, convirtiéndose en programaciones, desde las cuales percibimos y nos relacionamos con el mundo y especialmente con nosotros mismos.

Toma un momento
             para reflexionar
todo lo anterior.

A

....

....

....

....

....

B

....

....

....

....

....

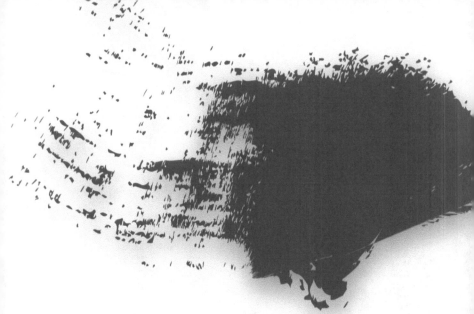

CAPÍTULO 19

5 PAUTAS PARA LA ABUNDANCIA DE CARICIAS

Hemos visto los principios que provocan la escasez de caricias. Ahora veremos pautas que provocan abundancia de caricias, que dan felicidad y bienestar y, la mejor manera de practicarlas es siendo **conscientemente intencionales.**

Las caricias positivas contribuyen a nuestro bienestar emocional, pues nos ayudan a sentirnos valorados, amados, apreciados y conectados con los demás, fortaleciendo nuestras relaciones, abriendo canales de comunicación más efectivos y cultivando un espacio emocionalmente balanceado.

Recuerda, nada con exceso, todo con medida, porque hasta en las caricias positivas, hay que cuidar no excederse.

Veamos las pautas.

1. Da abundantes caricias positivas cuando corresponda.

Si bien, generalmente la forma en que aprendimos no favorece que seamos expresivos respecto a la manera de actuar de los demás, cada vez es más palpable que las relaciones en donde hay expresión libre, amable, y sincera para reconocer y comunicar nuestras emociones, son más sanas y duraderas.

Dar caricias positivas a los demás de manera efectiva, implica ofrecer caricias positivas que sean auténticas, relevantes y apropiadas para la persona, cuidando de no sobre acariciar.

Dar a los demás es una de las máximas expresiones de humanismo y de calidad personal.

El principio de *"dar es recibir"*, va más allá de ser una práctica fundamental en diferentes filosofías espirituales, así como estudios que respaldan este principio.

En el budismo, de acuerdo con el "Sutra del Diamante" y el "Sutra del Corazón", la idea de "dar es recibir" se basa en la ley de causa y efecto, que sugiere que nuestras acciones tienen consecuencias en el mundo que nos rodea y en nuestra propia vida.

En el cristianismo lo podemos encontrar de varias maneras, como: "Hay más dicha en dar que en recibir." (Hechos 20:35)

En el estudio de *"Spending money on others promotes happiness"* ("Gastar dinero en los demás promueve la felicidad"), se encontró que las personas que gastaron dinero en regalos para otros, experimentaron un mayor nivel de felicidad, que aquéllas que gastaron dinero en sí mismas.

Así mismo, el estudio de Konrath, encontró que las personas que realizaban trabajo voluntario y ayudaban a otros, tenían una menor tasa de mortalidad, que aquéllas que no lo hacían.

Hay diferentes formas de dar caricias positivas cuando corresponde, como:

- Agradecer algo que alguien haya hecho.
- Reconocer el esfuerzo que alguien ha realizado por hacer algo.
- Reconocer el logro o progreso que alguien ha tenido.
- Decirle a alguien cuánto le valoras o valoras algo que haya hecho.
- Dar una palmada de apoyo.
- Dar un gesto de aprobación o de apoyo.
- Darle palabras de apoyo, de ánimos, gratitud o de reconocimiento.
- Expresarle a alguien alguna o algunas emociones o sentimientos positivos que tienes respecto a esa persona.

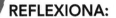

Recuerda una situación donde hayas DADO abundantes caricias positivas.
¿Cuáles fueron las CARICIAS POSITIVAS que DISTE?

*Caso de Aída: Mi hijo me **ayudó** a mover unas cajas y al terminar, le dije que valoraba mucho que me ayudara y le di las gracias mientras lo abrazaba.*

*Aceptación: Reconocí la **ayuda** que mi hijo me dio y le dije cuanto lo valoraba (caricia positiva), mientras le agradecí (caricia positiva) y lo abracé (caricia positiva).*

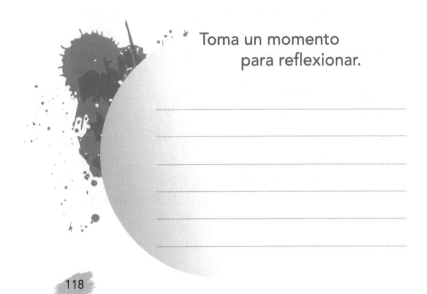

Toma un momento
para reflexionar.

2. Acepta las caricias positivas que mereces

A algunas personas les puede resultar difícil aceptar caricias positivas, como felicitaciones, reconocimientos, elogios, abrazos, derivado de:

- Que así fueron educados.
- No están acostumbrados a ello.
- Quieren recibirlas, pero no saben cómo recibirlas o cómo responder ante una caricia positiva.
- Sienten que aceptar una caricia implica un compromiso.
- Muchas otras creencias.

Ten presente que tú mereces caricias positivas y aunque no siempre se logra lo que se busca, el hecho de hacer algo en torno a lograrlo, y más cuando lo haces con ánimo y esfuerzo, a pesar de que te haya sido difícil, hace que merezcas especialmente **tu propio reconocimiento. ¡Acéptalo!**

Cuando el reconocimiento es para ti mismo por algo que hayas hecho o logrado, hay diferentes formas de dártelo, como:

- Felicitarte a ti mismo, diciéndote lo que has hecho o logrado.
- Abrazándote o dándote una palmada.
- Cerrando los ojos y dejándote sentir lo bien que se siente haber hecho o alcanzado lo que hiciste o lograste. Dejándote sentir el bienestar de darte cuenta de lo que hiciste o lograste y disfrutando ese sentir por un minuto.

Cuando alguien te de una caricia positiva, puedes agradecerle sinceramente a la persona que te dio la caricia positiva respondiéndole algo como:

— "Gracias".

— "Gracias, aprecio tu felicitación o tu reconocimiento".

— "Gracias, valoro tus palabras".

— "Me da gusto que hayas notado eso".

— Asintiendo con la cabeza y esbozando una sonrisa.

Acepta la caricia que te están brindando. No la nulifiques, descartes, minimices o distorsiones. Simplemente **acéptala** y siente gratitud, cariño o aprecio por la caricia.

No te sientas obligado a 'devolver la misma caricia' respondiendo algo como:

— "Yo también creo lo mismo de ti".

Puedes responder la caricia diciéndole sinceramente
— "Gracias". (La gratitud es una caricia positiva)
Y tomando el tiempo para procesar la caricia positiva
que has recibido.

Practicar la gratitud ayuda a sentirte más cómodo al aceptar las caricias positivas.

Aceptar las caricias positivas también requiere ser amable contigo mismo. Acepta tus fortalezas y debilidades y recuerda que es normal recibir elogios y críticas. Procura enfocarte en las cosas positivas de tu vida y en las cosas que aprecias en ti mismo.

No permitas que nadie sea tu juez, menos aún si te llena de caricias negativas. Y tú tampoco te juzgues.

Acepta caricias positivas sin recriminaciones. Cuando aceptes una caricia positiva, acéptala sin recriminar nada.

Por ejemplo:

> Tu esposo te abraza y tú le dices:
> — "¡Vaya, hasta que te dignas a abrazarme!".

En vez de recriminarle la falta de abrazos,
¡Acepta la caricia y disfrútala!

En su momento, según aplique y usando inteligencia emocional, toca el punto que te inquieta.

Y, ¿qué pasa si la caricia que te dio esa otra persona es falsa o '*sientes*' que es falsa? Ante la duda, acepta la parte positiva de la caricia. Es preferible tomar la parte buena, la constructiva, la que hace bien a todos y que te conectes desde tu lado positivo con su lado positivo.

Ten presente que es agradable hacer algo que le agrade a otra persona, pero no dependas o necesites que a la otra persona le agrade lo que tú haces.

Recuerda una situación donde hayas ACEPTADO una CARICIA POSITIVA que alguien te dio.

¿Cuál fue la CARICIA POSITIVA que ACEPTASTE?

El caso de Pamela: Una compañera de trabajo me felicitó por haber logrado una venta. Me sentí muy bien porque noté que le dio gusto que hubiese cerrado esa venta.

Aceptación: Acepté la felicitación (caricia positiva) y me sentí bien por mi compañera y por mí.

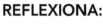

Toma un momento
para reflexionar.

3. Pide las caricias positivas que necesites

No te limites a esperar a que te den caricias espontáneas o planeadas. Lo que importa es que te hagan sentir bien.

A veces, las personas a tu alrededor quieren ayudarte, pero no saben cómo o lo que en realidad necesitas y sólo necesitan saberlo o entenderlo. Y, ¿quién mejor que tú para pedir o explicar exactamente lo que necesitas?

En ocasiones, preferimos auto engañarnos y decirnos que no necesitamos nada y llegamos a negarnos que necesitamos caricias positivas.

La buena voluntad es parte de la naturaleza humana, especialmente cuando viene de ambas partes porque se construyen relaciones saludables.

Hay que reconocer que todos, en algunas ocasiones, dependemos de otros. No dejes que tu mente te confunda cuando te dice cosas como *'los fuertes no dependen de nadie'*.

Pide con confianza porque, en general, a la gente nos gusta que nos pidan ayuda cuando se hace con sinceridad y cortesía. Recuerda que la verdadera humildad es un don.

¿Te da miedo pedir caricias y ser rechazado?

Prueba ser lo que yo llamo **inteligentemente vulnerable.** Esto implica tener la capacidad de mostrar vulnerabilidad de manera honesta y consciente, considerando el cómo, dónde y cuándo hacerlo con el fin de lograr bienestar personal, objetivos positivos en nuestras relaciones y en nuestra vida en general.

No se trata de ocultar o reprimir lo que sentimos, se trata de ser honestos y transparentes con nosotros mismos y con los demás acerca de nuestras emociones, pensamientos y sentimientos, incluso cuando esto puede hacernos sentir expuestos o inseguros.

Si sientes un enojo con tu pareja, no se trata de que le grites lo enojado que estás en pleno centro comercial. Se trata de que identifiques y proceses lo que en verdad te está haciendo enojar y, cuando estés más tranquilo, buscar un espacio y un tiempo para conversar y compartir tu perspectiva.

Consiste en reconocerlo, identificarlo y gestionarlo, primero que nada, en nosotros mismos y según aplique, compartirlo con las personas adecuadas en un espacio apto para hacerlo.

Ser **inteligentemente vulnerable** consiste, no sólo en buscar, sino en ENCONTRAR un tiempo y espacio para hacerlo y... HACERLO.

"Sé intencional
en darte
permiso
a ser
inteligentemente
vulnerable."

Todo comienza por ser intencional en darnos permiso de ser vulnerables. Esto nos permite auto descubrirnos conscientemente para identificar nuestras áreas de fortaleza, así como áreas en las que podemos mejorar. Buscar hacer el trabajo, pedir la ayuda y el apoyo necesario para superar desafíos que promuevan nuestro crecimiento personal, fomentará una mayor conexión interpersonal, pues cuando somos vulnerables con los demás, les permitimos conocernos más profundamente, siendo un pilar para construir relaciones más auténticas y significativas.

REFLEXIONA:

Recuerda una situación donde hayas PEDIDO una CARICIA POSITIVA que alguien te dio.

¿Cuál fue la CARICIA POSITIVA que PEDISTE?

El caso de Mez:

"Taquito", mi perro, había enfermado gravemente y yo me sentía súper triste y con miedo que fuera a morir. Sentía una gran soledad y vacío. Llegué a casa y me encerré en mi cuarto a llorar, no quería escuchar algo como — "no llores, sólo es un perro". Al principio no quería saber de nadie ni de nada, pero poco a poco me di cuenta de que en realidad necesitaba

sentirme consolada, así que salí de mi encierro y fui a decirle a mi pareja que sentía temor de ser juzgada porque me dolía tan profundamente la salud de mi perro, que no tenía ganas de hablar, que necesitaba sentirme apoyada, que me abrazara y me dejara llorar en sus brazos.

Aceptación: Acepté que tenía miedo de ser juzgada y que necesitaba sentirme apoyada. Acepté ser vulnerable, pedí ser escuchada, no juzgada y que me abrazaran. Después de eso, me di cuenta de que Vic, mi pareja, compartía los mismos sentimientos que yo y me sentí aún más conectada con él.

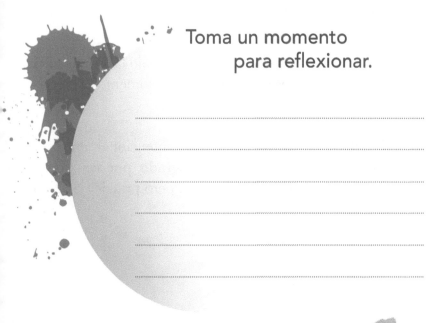

Toma un momento
para reflexionar.

4. Date caricias positivas a ti mismo.

Darse caricias positivas a uno mismo es fundamental para nuestra autoestima y bienestar emocional. Lo puedes hacer en cualquier momento y en cualquier situación, ya sea de celebración o cuando sientas que necesitas un impulso emocional.

Así como puedes darle caricias a alguien más, también date caricias a ti mismo, como:

-Háblate a ti mismo gentilmente con un diálogo interno amable y compasivo, como lo harías con un amigo cercano, diciéndote, por ejemplo:

— "Está bien no ser perfecto"
— "Hice lo mejor que pude bajo las circunstacias y con los recursos que tenía en ese momento".

-Practica la gratitud siendo intencional en ver el valor de algo que tienes, has logrado, por ser TÚ, por estar vivo, o por cualquier cosa, pero practica SENTIR gratitud.

-Haz cosas que te hagan sentir bien y te ayuden a relajarte, como leer un libro, escuchar música, cantar, bailar, conectar con la naturaleza, practicar la conciencia plena, meditar, orar, etc.

-Cuida tu cuerpo consciente e intencionalmente. No se trata de que te conviertas en un experto de la salud, se trata de que le des a tu cuerpo lo que necesita para tener bienestar. Cuando estás siendo intencionalmente consciente de hacerle bien a tu cuerpo, pones atención a estar:

• Durmiendo lo que verdaderamente necesita TU cuerpo para descansar y recuperarse diaria mente.
• Alimentándote con comida saludable, siendo consciente de que te estás nutriendo y haciendo bien.
• Respirando profunda y lentamente varias veces durante el día.
• Contactándote con la naturaleza

.

Realizar acciones intencionalmente consciente de que te hacen bien, es darte caricias positivas.

-Celebra tus logros por pequeños que parezcan.
Dite a ti mismo:
— "¡Felicidades!"
— "¡Lo hice muy bien!"
— "¡Prueba superada!"
— "¡Lo logré!"
— "¡Misión cumplida!"

-Ríete y disfruta reír. Reír es una caricia que, además de ser positiva, es ¡divertida! Cuando nos reímos segregamos endorfinas, los neurotransmisores asociados con el placer, la relajación que ayudan a aliviar el dolor, entre otros beneficios. Cuando nos reímos, podemos experimentar una sensación emocional positiva que ayuda a disminuir el estrés y mejorar el estado de ánimo. Cuando te salga una risa natural y espontánea, disfrútala, déjate sentirla, es algo que te hace bien.

La risa también puede ser una caricia compartida, pues es contagiosa y se puede disfrutar a solas o acompañado, con poca o mucha gente.

Importante: la risa, cuando es para burlarse, es una caricia negativa.

-Haz cosas que te hagan sentir bien contigo mismo como cantar, bailar, caminar descalzo sobre el pasto, saltar bajo la lluvia, respirar, meditar, orar, estar con tu mascota, escuchar música, abrazar a un árbol, compartir, dar vueltas como cuando eras niño, observar la naturaleza, abrazar a tu mascota, hacer angelitos acostado en la nieve, desearle el bien a alguien, en fin, cualquier cosa que disfrutes.

-Haz un inventario de las cosas que a ti te generan emociones positivas de las cosas que a ti te generan emociones positivas y tenlo en mente o a la mano para que lo puedas usar cuando lo requieras.

-Comparte cariño con tu mascota

Las mascotas son seres extraordinarios, expertos en dar y recibir cariño, en no juzgarte, en verte perfecto y te aman incondicionalmente, simplemente por ser tú. De acuerdo con diversos estudios, las mascotas pueden ayudar a controlar la soledad y la depresión, brindándonos compañía.

También nos ayudan a disminuir la presión arterial, los niveles de colesterol y de triglicéridos, a apagar la ansiedad y los síntomas del "Trastorno de Estrés Postraumático" (TEPT).

Mejoran la función cognitiva en adultos mayores y brindan oportunidades para socializar, según explica el "Centro para el Control y Prevención de Enfermedades" (CDC).

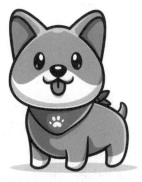

🐾 **-Reconócete a ti mismo practicando "La celebración interna".**
Esto se logra a través de observar, identificar y reconocer algo que hayas logrado.

Encuentra un ritmo de respiración un poco más suave y profunda y que puedas hacer cómodamente durante al menos 1 minuto.

Regálate ese momento para **sentir y disfrutar** lo bien que se siente haber logrado lo que observaste que lograste.

Durante ese momento, date permiso de sólo sentir ese bienestar, mientras mantienes tu ritmo de respiración suave y profundamente.

🐾 **-Si estás pasando por un momento difícil, date ánimos.** Cuando sentimos que fallamos o nos sentimos decepcionados, podemos decirnos cosas como:
　　— "Esto también pasará".
　　— "Aunque ahora no vea cómo, sé que lo lograré".
　　— Abrázate y dite:
　　"me amo", "me apoyo", "me apruebo".
　　— "No estoy solo, hay una fuerza superior que me acompaña".

🐾 **-Independientemente de lo que creas que los demás van a decir, date caricias positivas.**
Un interesante estudio de *LaFreniere y Newman* publicado por "*Behavior Therapy*", muestra que más del 90% de

las preocupaciones predichas o imaginadas, no se hicieron realidad, convirtiéndolas en preocupaciones. De hecho, la cantidad más común de preocupaciones falsas por persona fue del 100%. Así que cuando te cuestiones o temas lo que los demás puedan decir u opinar de ti, recuerda que lo más probable es que la preocupación que tienes, ¡resulte falsa!

🐾 **-Una de las auto caricias más importantes** que puedes hacerte a ti mismo es que, si sientes que las circunstancias no están bien, siempre puedes elegir y decidir interpretar las cosas de una mejor manera.

> Si te sientes mal,
> RE-interpreta lo que estás viendo.

No se trata de ser un optimista tóxico.
No se trata de negar algún problema o una situación difícil.
No se trata de preguntarte por qué me está pasando esto.
Se trata de preguntarte para qué me está pasando esto, de buscar cómo esa situación trabaja para ti.
Se trata de ver el vaso medio lleno.

El problema o reto de lo que estés viviendo puede que no cambie, pero si tú lo interpretas desde un lado positivo, te será menos difícil poderlo enfrentar, gestionar o manejar.

REFLEXIONA:

Recuerda una situación donde te hayas DADO una CARICIA POSITIVA a TI MISMO. ¿Cuál fue la CARICIA POSITIVA que TE DISTE?

Caso de Rogelio: Hice muy bien mi trabajo y me dieron un bono que merecía. Me dieron ganas de comprarme unos zapatos que desde hace tiempo me gustaban.

Pensé que mi esposa me iba a reclamar o criticar. Elegí no suponer y decidí comprarme los zapatos porque tenía muchas los quería desde hace mucho tiempo y me los merecía (caricia positiva).

Mi esposa me dijo: "qué bueno que te diste ese gusto". Si se hubiese enojado, hubiera aceptado su enojo ¡sin que me afectara el gusto por mis zapatos nuevos!

Aceptación: Me compré los zapatos que quería y que sentí que merecía (caricia positiva), independientemente de lo que asumí que podía decir mi esposa. Finalmente, ella no me criticó como yo había asumido. No puedo depender de darme o no una caricia por lo que los demás van a decir de mí.

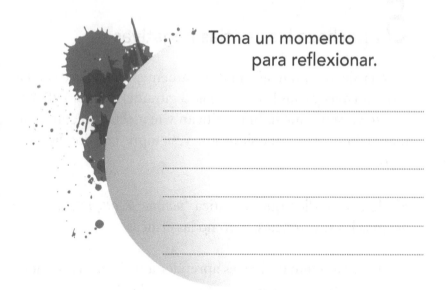

Toma un momento para reflexionar.

5. Rechaza las caricias negativas

Si te critican y no te afecta directamente, no hagas caso. De todas formas, hagas lo que hagas, seguramente habrá alguien que te vaya a criticar. Si te critican y te afecta directamente, manéjalo acorde a la situación y siempre con inteligencia emocional.

Si alguien te dice que te critica *'porque te quiere'*, dile que aceptas las sugerencias, pero no las críticas.

Lo que realmente te sirve es aprender a rechazar las caricias negativas sin molestarte o sin *'devolver el golpe'*.

Frecuentemente, decimos que rechazamos una caricia negativa, aunque en verdad sí nos sentimos afectados de alguna manera y reaccionamos de diferentes formas, como no contestar nada con palabras, pero, con nuestro lenguaje no verbal, atacamos a la persona que nos dio la caricia negativa. Como cuando le *'echas ojos de pistola'* o *'volteas los ojos'*.

El rechazo real de una caricia negativa es cuando no nos afecta y esto se logra de diferentes maneras:

• Reconociendo que algunas personas, aun cuando nos quieran, pueden darnos caricias negativas por múltiples razones, como por no saber cómo dar caricias positivas, porque les es difícil darlas, o por estar de mal humor, entre muchas otras posibles causas. Lo importante es tener claro que alguien que te quiere puede darte caricias negativas, pero esto NO SIGNIFICA QUE DEBAS ACEPTARLAS.

• Sabiendo que no siempre le vamos a caer bien a todos.
• Aceptando que ninguna persona está obligada a querernos o a que le caigamos bien.
• Siendo tolerante con los demás. Ten presente que:

¡No todos tienen el privilegio de aprender cosas como las que tú estás aprendiendo!

Rechazar las caricias negativas puede ser desafiante, pero es importante hacerlo para mantener una autoestima saludable y una actitud positiva.

Estas son algunas maneras que pueden ayudarte a rechazar caricias negativas:

• Reconoce que estás recibiendo caricias negativas, identificando comentarios o actitudes hacia ti que sean negativos. A veces, las caricias negativas pueden ser sutiles o indirectas, por lo que es importante prestar atención a las señales verbales y no verbales.

• Deja pasar la caricia negativa a través de ti, como si fueras humo y, de verdad, no te inmutes.

• Sé compasivo con quienes te dan la caricia negativa. Recuerda que cada persona tiene su propia historia, circunstancias, elecciones y camino, así que trata de no juzgarla. Esto no significa que justifiques o que aceptes la caricia negativa. Significa que tengas una actitud de empatía y comprensión hacia esa persona, que no te enganches con o a través de la caricia negativa.

Desactiva la caricia negativa. No necesariamente tienes que decirle o cuestionarle a la persona que te la hizo. Lo importante es que en tu mente la desactives, la difumines, le quites valor o, mejor aún, NO le des valor.

Rechaza caricias negativas disfrazadas

A veces, a pesar de tener buenas intenciones, resulta que damos o nos dan caricias negativas disfrazadas. Por ejemplo, cuando '*de cariño*' el papá le dice a su hijo '*tarántulo*', porque ese apodo o sobre nombre le parece simpático, o porque un día vio la foto de una tarántula que se le hizo muy linda y le gustó mucho, o por la razón que fuera. Pero... el niño no interpreta el apodo como el papá se lo dice. El niño lo interpreta como él lo percibe, según lo aprende en su entorno, o sea, en la escuela, con los amigos, en el club, en la iglesia o en los lugares donde el niño se desenvuelve.

Y resulta que, en el entorno del niño, las tarántulas son vistas como feas, malas y peligrosas y en la mente del niño, a nivel inconsciente, está interpretando que él es feo, malo y peligroso. Así que, a pesar de tener una buena intención, el apodo no está siendo una caricia positiva.

En el caso de un niño, difícilmente va a poder rechazar la caricia negativa, a menos que se le enseñe, pero en el caso del papá o de la mamá ellos sí pueden aprender a ser conscientes de cuidar sus palabras.

Y si tú estás leyendo este libro, muy probablemente es porque estás eligiendo tu crecimiento personal, así que puedes ajustar tus palabras y ser intencionalmente consciente para dar caricias positivas y evitar dar caricias negativas.

Si alguien te dice un '*apodo*' que de alguna manera no es positivo, muy probablemente te está dando una caricia negativa, la cual puedes rechazar y también pedirle que no te diga ese '*apodo*', aunque sea 'de cariño'. Puedes pedirle que te diga por tu nombre o como a ti te gusta que te llamen.

Las palabras tienen poder, por ello hay que cuidar cuáles elegimos decir, porque las palabras también acarician positiva o negativamente.

La buena
intención,
no es suficiente;
la interpretación
de quien la recibe
es lo que vale."

Atentamente,
- *El subconsciente.*

-Rechaza caricias negativas del lenguaje no verbal.

El lenguaje no verbal también es una poderosa forma de comunicación que no involucra palabras habladas o escritas, sino que se basa en gestos, expresiones faciales, posturas, tonos de voz, movimientos corporales y otras señales no verbales.

Si alguien te dice — "¡qué bien te ves!", pero usa un tono de voz sarcástico mientras *voltea los ojos*, es una caricia negativa.

Este tipo de caricia negativa ¡también debe ser rechazada!

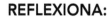

REFLEXIONA:
Recuerda una situación donde hayas RECHAZADO una CARICIA NEGATIVA. ¿Cuál fue la CARICIA NEGATIVA que RECHAZASTE?

Caso de César: Un compañero me dijo, — "no creo que pases la certificación" (caricia negativa). Me preocupé aun cuando no había un motivo real para que me dijera eso. Sin embargo, pensé que el punto de vista de alguien es sólo eso, un punto de vista y no una realidad.

Lo más inteligente es no molestarme y no aceptar internamente nada que no sea mi propia opinión. Si alguna vez siento que hay alguna opinión que me sirva, la tomaré en cuenta, pero sólo como una opinión, no como la verdad (caricia positiva).

Aceptación: en un principio me preocupé, pero encontré argumentos de por qué esa caricia negativa no era válida y me di una carica positiva

Toma un momento para reflexionar.

En cada una de las cinco reflexiones, analiza:

En cada una de las cinco reflexiones, analiza:

A. La razón o las razones por las cuales SÍ hiciste lo que más te convenía.

B. Observa si esa decisión te contribuyó positivamente.

Por ejemplo: En el caso de Rogelio, que se compró unos zapatos con el bono que se ganó.

A. *La razón por la que si me compré los zapatos es porque tenía muchas ganas, me los merecía y me gané un bono.*

B. *Me contribuyó positivamente pues me sentí bien de podérmelos comprar.*

Como puedes ver, no hay razones REALES para no recibir o no dar caricias positivas, cuando son merecidas. Percibimos y nos relacionamos con el mundo de acuerdo con las programaciones que tenemos y que generalmente suceden en *'piloto automático'*.

Es necesario ser consciente de esos *'programas'* para elegir mantenerlos, trabajar sobre ellos o actualizarlos. En su momento, quizá nos sirvieron, pero conforme hemos crecido, también hemos cambiado y, en varios casos, esas programaciones ya no están siendo de utilidad, así que toca revisarlas y, en caso de decidir ajustar o cambiar, hay que ser intencionalmente conscientes para comenzar a andar el nuevo camino.

Cambia tu vida
aprendiendo
a auto acariciarte,
no dependas
de los demás
para estar
abundante
de caricias
positivas.

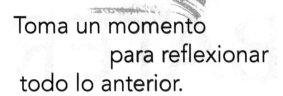

Toma un momento
para reflexionar
todo lo anterior.

A ....
....
....
....
....

B ....
....
....
....
....

CAPÍTULO 20

BATERÍA
DE
CARICIAS

Ésta es una analogía de una batería recargable y la manera en que nosotros nos '*cargamos de energía*' refiriéndose a nuestra necesidad de ser tocados y reconocidos, lo que motiva y dirige la actividad humana. El contacto y el reconocimiento significan sentirse incluido, tomado en cuenta, apreciado, acogido, aceptado, visto y reconocido como individuo.

Así como sentimos hambre o sed o tenemos la necesidad de oxígeno, tenemos hambre de caricias.

La manera en que '*cargamos nuestra batería*' o '*saciamos nuestra hambre*' o '*tomamos oxígeno*' es a través de caricias psicológicas: es el arte de comunicarnos y relacionarnos con los demás y con nosotros mismos. Se basa en señales verbales y no verbales, como reconocimiento, aprecio, atención, expresiones faciales, tono de voz o contacto físico, entre otros, a través de los cuales nos '*cargamos*' o '*descargamos*', como ocurre con una batería recargable.

La base de esta analogía es que necesitamos tanto dar como recibir caricias psicológicas positivas, para mantener una salud emocional equilibrada y satisfactoria. El arte de mantener una batería de caricias equilibrada implica dar y recibir caricias positivas a y de los demás de manera genuina y auténtica. Pueden provenir de diferentes lugares, como amistades, familiares, pareja, compañeros de trabajo, desconocidos, a través de actividades que realizas o el entorno en el que te desenvuelves.

En las caricias psicológicas, ya sean positivas o negativas, la regla básica que las rige es: 'vale más una caricia que ninguna' ya sea esta positiva o negativa, incondicional o condicional.

El recibir caricias es tan importante, que es mejor recibir caricias negativas que nada, pues toda caricia lleva implícito el mensaje: '*Me doy cuenta de que **tú existes**'*.

En palabras de William Faulkner: "*Preferimos el dolor a la nada, la bofetada a la ignorancia*, la pena al vacío, el desprecio a la indiferencia, el grito a la apatía", pues el vacío emocional que nos genera cuando el otro no percibe nuestra presencia es tan intenso, que preferimos una caricia negativa en vez de nada." De ahí la importancia de mantener presente las herramientas que este libro te proporciona para obtener caricias positivas.

La analogía de "batería de caricias psicológicas" ayuda a reflexionar sobre la calidad de nuestras interacciones y cómo podemos promover un ambiente emocionalmente saludable en nuestras relaciones.

De ahí la importancia de ser consciente de que tú eres quien puede crear sus propios estados de ánimo, ya que eres tú y sólo tú quien puede elegir cómo sentirse a través de elegir tus pensamientos. Esto se logra cuando te tomas el tiempo de aprenderlo y practicarlo.

Saber gestionar nuestra batería de caricias nos permitirá estar en un buen estado de ánimo, independientemente de cómo estén las cosas a nuestro alrededor.

Funcionamiento de la batería

Las personas necesitamos completar una cierta dosis de caricias psicológicas **para sobrevivir**. Es como si en nuestro interior hubiese una 'batería' que necesita mantenerse cargada para poder funcionar adecuadamente.

Nuestra '*batería de caricias*' funciona con un polo positivo, que se nutre con **caricias positivas** y un polo negativo que se alimenta de **caricias negativas**. Ambos polos nutren a nuestra batería.

Caricias positivas
+ Caricias negativas

= Carga total necesaria

Claude Steiner explica que una caricia positiva neutraliza diez caricias negativas, lo cual va muy en línea con que *"el amor es más fuerte que el odio"*, o sea, un gesto amable puede anular el impacto de diez gestos desagradables.

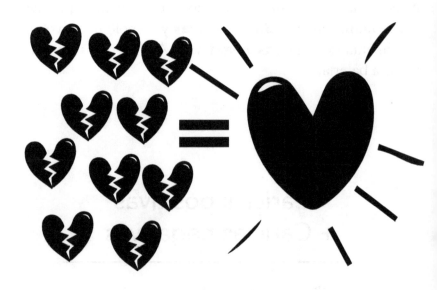

Las **necesidades personales** de caricias se satisfacen, tanto con las caricias positivas como con las negativas, de acuerdo con algunos principios de funcionamiento.

CAPÍTULO 21

cargando nuestra batería

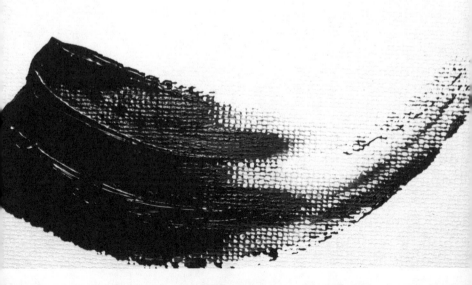

La cantidad necesaria de caricias **varía** para cada persona según sus propias características personales y psicológicas.

Si no se cubren las **necesidades mínimas**, la persona se ve obligada a ser cada vez menos selectiva y buscar caricias del tipo que sean.

De tal forma que, si no obtenemos caricias positivas, buscaremos recargar la batería de alguna manera, como ajustar nuestro comportamiento de acuerdo con lo que el entorno recompensa (*caricia condicional*).

En caso de no lograrlo, la persona buscará caricias negativas ya que eso es mejor que no obtener ninguna caricia, por ejemplo, inconscientemente buscará hablar con una persona con la que se sabe que tendrá conflicto (caricias negativas), pues la batería necesita cargarse de un nivel mínimo necesario para que la persona funcione. Por ello es importante conocer el arte del balance en nuestra batería, el cual veremos en las siguientes páginas.

CAPÍTULO 22

PAUTAS PARA EL FUNCIONAMIENTO DE LA BATERÍA DE CARICIAS.

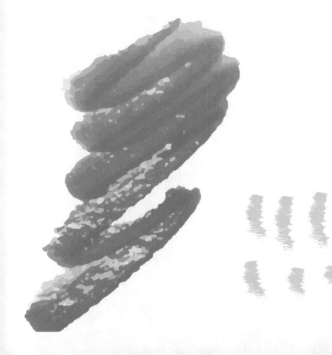

1- En los primeros años de vida, las caricias positivas de contacto, como besos, abrazos y caricias físicas son las que tienen mayor efecto positivo en las personas.

2- Las caricias incondicionales, que no necesitan un motivo para darse, por ejemplo, que el niño no necesite haber hecho la tarea para recibirla, o la persona no necesite haber hecho algo para recibir una caricia positiva, son las que tienen mayor fuerza y energía en la salud emocional de las personas.

3- La sobredosis de caricias positivas incondicionales desfavorecen el bienestar de las personas, ya que suelen volverlas pasivas e irresponsables. Cuando se sobreprotege a alguien y todo se le permite, o nunca se le corrige nada o, cuando a alguien le dicen cosas positivas todo el tiempo, llega un momento en que le deja de dar valor a lo positivo que escucha.

4- Las caricias condicionales, tanto positivas como negativas, son un instrumento necesario para favorecer el aprendizaje, la creación o reforzamiento de valores internos y, en general, el proceso de socialización de las personas. Por ejemplo, si haces un buen trabajo siguiendo los valores de la compañía, se te dará un bono.

5- El efecto de la caricia es independiente de la intención, de tal modo que una misma caricia puede ser percibida como positiva por una persona y negativa por otra, aún en las mismas circunstancias. Esto es debido a que cada uno tiene su propio *'filtro de caricias'*.

6- Las caricias positivas influyen considerablemente en la motivación del comportamiento, o sea, en las ganas de querer hacer algo. Cuando una persona recibe caricias positivas, se siente valorada, lo que incrementa su motivación y bienestar emocional.

7- La batería puede también llenarse con *'emociones chatarra'* que se refieren a las emociones que pueden parecer agradables, pero que en realidad drenan o disminuyen nuestra energía y afectan nuestra salud emocional. Por ejemplo, cuando te vistes para que te digan que te ves muy bien. En cuanto te dicen que te ves muy bien, ¡te sientes bien! Pero al rato quieres que te lo vuelvan a decir. Te lo dicen cinco veces y, de momento pareciera que te llena, pero al poco rato quieres más. Ya que te lo dijeron diez veces, pareciera que es suficiente, pero ahora quieres quince veces porque diez no te llenaron, y así sucesivamente.

O sea, es cuando buscas valorarte en función de algo exterior y no de algo interior. Momentáneamente puede parecer que lo exterior te llena, sin embargo, al poco tiempo notas que aún te falta '*llenarte*'.

Y, al igual que la comida chatarra, las '*emociones chatarra*' nos '*llenan*' momentáneamente pero no nos nutren o satisfacen, aunque comamos mucho.

CAPÍTULO 23

EL ARTE
DEL BALANCE
EN NUESTA
BATERÍA

Las caricias son **INDISPENSABLES** para la salud física y psicológica de las personas y son fuente de energía positiva o negativa.

La batería de caricias estará en positivo o negativo según su **carga total**.

Cuando la batería tiene '*acumuladas*' más caricias negativas que positivas, sucede lo contrario, o sea **EL ESTADO** de la batería **ES NEGATIVA** y la persona tiene actitudes y estados de ánimo negativos.

Ejemplo:

3 negativas y

2 positivas, entonces está en:

1 NEGATIVA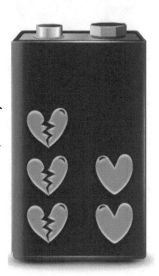

Si la batería tiene '*acumuladas*' más caricias positivas que negativas, **EL ESTADO** de la batería **ES POSITIVA** y entonces la persona tiene actitudes y estados de ánimo positivos.

Ejemplo:

4 positivas y

2 negativas, entonces está en:

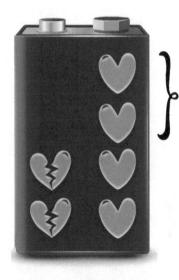

2 POSITIVAS

CAPÍTULO 24

CUIDA EL ESTADO DE TU BATERIA

Una batería tradicional recargable requiere de energía para cargarse y una batería cargada es la que hace que, por ejemplo, el celular funcione.

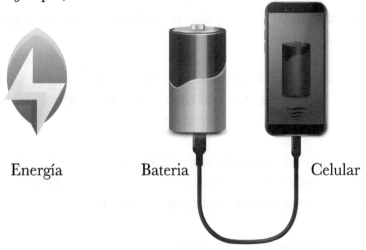

Energía   Batería   Celular

Nuestra *batería de caricias* también requiere *'cargarse'* ya sea con caricias positivas o negativas.

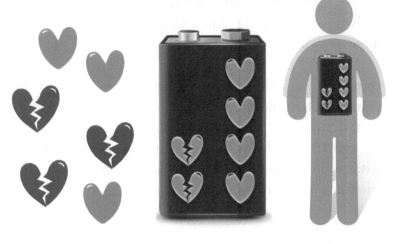

Caricias   Batería de Caricias   Tú
Positivas o negativas

Ambos tipos de caricias generan una carga, por lo que preferimos tener caricias negativas a 'nada', ya que 'nada' no carga la batería, mientras que las negativas *la cargan negativo*, pero, como quiera, la cargan.

> **Según la carga que elijas ponerle a tu batería, será el tipo de energía que tengas.**

Lo que te da energía **es la batería de caricias**, por eso la importancia de cuidar su estado, **teniéndola continuamente con carga positiva.**

Si no cargas tu batería de caricias positivamente, funcionas porque las caricias negativas también cargan. El problema es que funcionas mal, pues el estado de la batería está negativo, generando un estado de ánimo igualmente negativo, afectando la manera en que percibes y te relacionas contigo mismo y con el mundo.

El estrés de la vida diaria es una de las formas en las que más descargas tu batería, por ejemplo, si te levantas hablándote mal a ti mismo y empiezas a darte caricias negativas, eso carga tu batería, pero con carga negativa. Entonces, tu estado de ánimo será de emociones 'no gratas', como sentirte agresivo o depresivo, entre otras.

Si a eso le sumas situaciones no deseadas que puedes encontrar durante el día, porque se te hizo tarde, el tráfico o cualquier cosa que te sume estrés, ¿qué te dices?, ¿Cómo te hablas a ti mismo?, ¿qué haces?, ¿te cargas positiva o negativamente?

Mete carga positiva a tu batería, hablándote bien a ti mismo. Auto acaríciate diciéndote cosas como:

> — "Si no me sale todo bien hoy, saldrá bien mañana, pero me hablaré bien a mí mismo y encontraré la forma de resolverlo".

Pero nunca te hables mal a ti mismo.

Una de las mejores maneras de mantener tu autoestima es **tener diálogos internos positivos** y no depender de lo que los demás digan de ti. Si dependes de lo que otros digan, sea quien sea, entonces estás cediendo tu poder a los demás, es decir, no vas a ser autosuficiente. Por ello, los diálogos internos positivos son la mejor manera de mantener tu batería con carga positiva para no depender de los demás.

Carga tu batería hablándote bien a ti mismo. Desde que te levantas, intenta decirte cosas positivas o leer frases que te ayuden a darte caricias positivas a ti mismo y repítetelas durante el día. Incluso, puedes poner tu alarma para recordarte hacerlo.

el ARTE
de CUIDAR
el funcionamiento
de tu BATERÍA

El mundo es como lo interpretas y el estado de tu batería influye en cómo lo ves, cómo lo percibes, cómo te relacionas, cómo accionas y cómo reaccionas.

Cuando se está '*bajo de batería*' hay que ser conscientes de ello y buscar herramientas -como las que hemos visto- para cargar tu batería con caricias positivas. Tus actitudes dependen de la carga que mantienes en tu batería.

Cuando se está alto de batería positiva, es más fácil afrontar algo que no nos gusta.

"Si algo no te gusta, cámbialo;
Si no puedes cambiarlo, acéptalo,
Y si no puedes aceptarlo, muévete."
Maya Angelou

Por ejemplo, la relación con alguien. Si no nos gusta, podemos buscar cambiar la forma en que nos relacionamos. Si no es posible cambiarla, podemos aceptarla y si no podemos aceptarla, podemos dejarla. Pero con una batería baja o cargada negativamente, será difícil que podamos gestionarnos con inteligencia emocional.

Estate siempre al pendiente del estado de tu batería, cuidando cómo te hablas y cómo permites que te hablen o te acaricien los demás. Recuerda:

Cuida lo que piensas.
De lo que te dices, depende lo que sientes.
De los que sientes, depende lo que haces.

Las caricias pueden afectar el concepto que la persona tiene de sí misma.

Las caricias positivas incondicionales son las más poderosas. Unas personas necesitan más caricias y otras menos.

Las bromas frecuentes que destacan lo negativo, tienen un efecto perjudicial sobre la persona. Si detectas que te hacen este tipo de '*bromas*', ten presente que tú tienes el poder de rechazar esas caricias negativas, ya sea diciéndolo y/o rechazándolas en tu mente. Y cuida de no hacerlas.

Los apodos que de alguna manera tengan una connotación o símbolo negativo. Aunque sean '*de cariño*', también son una caricia negativa y, de igual manera, recházalos y procura no utilizarlos.

Por ejemplo, un padre que le dice a su hijo '*flaco*' de cariño, pero el hijo interpreta '*flaco*' como débil.

Las caricias se acumulan en la batería. Cada persona puede reponer la energía de su batería de caricias, acumulándolas durante días, semanas, inclusive años, para recurrir a ella según sea necesario.

Por ejemplo, un niño, a quien su abuelita le dijo que él podía ser un gran futbolista, recibió en su infancia y adolescencia críticas y comentarios negativos.

Él siguió creyendo que sí podría ser un gran futbolista porque recordaba que su abuela se lo había dicho y con eso le bastaba para perseverar en el futbol. O sea, tenía un espacio en su batería llamado "voy a ser futbolista" lleno de carga positiva.

Cada uno de nosotros tenemos un canal preferente para recibir caricias: vista, tacto, oído, gusto, olfato, pero en la mayoría de las personas, prevalece el tacto, es decir, los abrazos, los cariños físicos, etc.

Generalmente, las personas que tienen autoestima en un nivel saludable dan caricias positivas.

A las personas con baja auto estima, les puede ser más difícil sentir el deseo genuino de dar caricias y suelen darlas cuando sus emociones o las circunstancias se los exigen. Por ejemplo, cuando está el jefe presente. También puede ser que lo hagan cuando sus emociones negativas como la culpa, el miedo, los celos, o el enojo, las propicien.

Cada persona tiene un filtro de caricias en base a su propia historia, educación y creencias y en función de ese filtro, recibirá, rechazará o aceptará unas caricias y otras no.

Por ejemplo, si de niña me enseñaron a no pedir ayuda porque era símbolo de debilidad, cuando adulta, si alguien me ofrece su ayuda, puedo rechazarla porque lo tomo como un 'insulto' puesto que mi filtro me lleva a interpretarlo como, "me ofrece ayuda porque me cree débil".

Las caricias psicológicas son un recurso natural, gratuito e inagotable que está al alcance de toda persona.

¡Haz buen uso de ellas!

Toma un momento para reflexionar.

¿Qué quisieras hacer para cargar positivamente tu batería?

¿Cuándo vas a hacerlo?

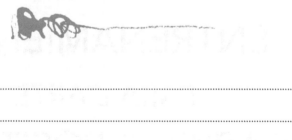

....

....

....

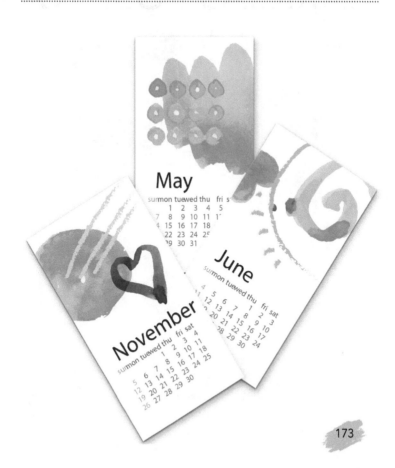

CAPÍTULO 26

ENTRENAMIENTO
PARA DARTE
CARICIAS POSITIVAS

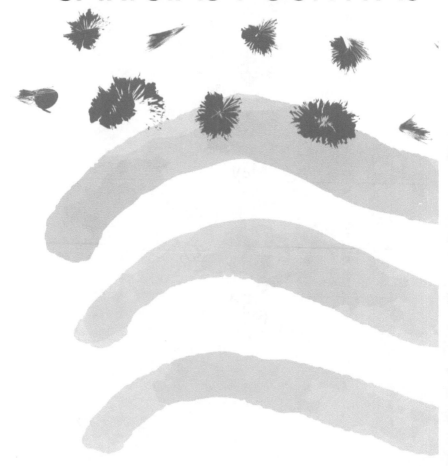

Ejercicio: **21 días dándome caricias psicológicas positivas.**

Durante esos días entrénate para darte caricias positivas.

Inicia por decidir hacerlo. Puedes comenzar diciéndote a ti mismo: "me estoy entrenando en darme caricias positivas".

Vas a darte caricias positivas cada determinado tiempo, según los horarios que apliquen. Para ello, te sugiero que pongas tu alarma, para asegurarte de darte las caricias de acuerdo con el plan, desde que despiertas hasta que te duermes.

Las caricias pueden ser en voz alta o en tu mente, también te puedes incluir un cariño físico, como un abrazo o una palmada.

Si por algún motivo no pudiste hacerlo, no te preocupes. Sólo retoma donde te quedaste y sigue avanzando. ¡¡Pero no te lo saltes!!

Por ejemplo, si hiciste el día 3 y el día 4 no lo hiciste, el día 5 retomas el día 4 (que es el día que no lo hiciste) y sigues desde el día 4.

O sea, no te saltes el día, simplemente retómalo.

Cada día date 1 minuto continuo de caricias en el intervalo que corresponda.
Date las caricias positivas con la **intención de amarte y aceptarte. ¡Sin juzgarte!**

Cada día al despertar, y cada vez que te toque darte tu caricia positiva, toma una respiración profunda y repítete pausadamente a ti mismo mientras **SIENTES** cada palabra de un mensaje positivo a ti mismo como, **"Me amo y me apruebo"**.

Usa cualquier mensaje positivo que te promueva bienestar de manera integral, por ejemplo:

- "Yo soy un ser valioso, sin importar lo que otros opinen".
- "Yo me amo y me valoro".
- "Yo tengo luz dentro de mí y permito que brille".
- "Aunque no sepa exactamente cómo,
  Yo contribuyo al bienestar de este mundo".
- "El amor que comparto crea un mundo mejor".
- "Está bien amarme a mí mismo o misma".
- "Mi función en esta vida es ser feliz".
- "Soy un sólo ser unido a mi creador".
- "Confío en que la vida me trae mi mejor bien".
- "Me amo".
- "Soy Feliz".

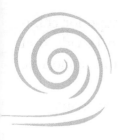

Si te asalta la duda o cualquier pensamiento diferente, no te castigues, **no te juzgues**, simplemente observa el pensamiento, como si fuera una ola que viene y luego se va. **Enfocándote en tu respiración**.

Si es necesario, dite a ti mismo, "ese pensamiento lo dejo ir como nube que se va con el viento" o "esa preocupación la atenderé después, pero ahora me enfoco en mi minuto de caricia positiva" y enfócate en respirar más lento y profundo de lo que normalmente lo haces, mientras te das tu caricia positiva teniendo la **intención de amarte y aceptarte**.

Si por cualquier razón
no lo puedes sentir
**ten la intención
de poderlo sentir**.

No cuestiones la caricia positiva que te estás dando, no te juzgues. Simplemente sigue los pasos mientras respiras profundamente repitiéndolo pausadamente y siendo lo más intencional que te sea posible durante, al menos, 1 minuto, o sea 60 segundos.

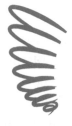

Si crees en un ser o fuerza superior, como el amor o la naturaleza o la vida o el universo, o Dios, o como tú le conozcas, ¡está perfecto!
Invítale a que te acompañe y ayude.

A continuación, los intervalos de tiempos:

Día 1 a día 3:
Date una caricia positiva cada 30 minutos

Día 4 a día 6:
Date una caricia positiva cada 1:00hr.

Día 7 a día 9:
Date una caricia positiva cada 1:30hrs.

Día 10 a día 12:
Date una caricia positiva cada 2:00hrs.

Día 13 a día 15:
Date una caricia positiva cada 4:00hrs.

Día 16 a día 18:
Date una caricia positiva cada 6:00hrs.

Día 19 a día 21:
Date una caricia positiva cada 8:00hrs.

Día 21 en adelante:
Date caricias positivas mínimo 3 veces al día.

Ejercicio:
Obsérvate, conócete y crece

Diariamente, durante una semana (siete días), en la noche **escribe** tres cosas que hayan salido bien en tu día, por pequeñas que parezcan.

Al lado de cada cosa positiva que salió bien, anota:
- ¿**Qué C+** (Caricia Psicológica Positiva) me di?
- ¿**Cómo** me di la **C+**?
- ¿Cómo darme **más C+**?

¿Qué salió bien hoy?	¿Qué C+ me di?	¿Cómo me di la C+?	¿Cómo darme más C+?
1.	1.	1.	1.
2.	2.	2.	2.
3.	3.	3.	3.

Pasados los siete días, identifica qué caricias te generan mayor carga positiva. Esto te permitirá ir haciendo un "inventario" de caricias que puedes darte para elevar o mantener un alto nivel energético en tu batería.

Hay muchas otras maneras de entrenarte para darte caricias positivas, éstas son sólo algunas. Haz la que mejor se adapte a ti, ya sea alguno de estos ejercicios o cualquier otro.
Lo importante es que **lo hagas**, o sea:

Que tengas la **intención** y que le pongas **acción**.

CAPÍTULO 27

Incrementa tu Autoestima y Amor propio y mejora tu estado de ánimo y tu actitud

- ¡Carga tu batería positivamente!

- Da abundantes caricias positivas,
  Al momento que das, recibes, pues cuando estás
  dando caricias positivas de manera sincera, tú mismo
  te estás cargando, te estás auto acariciando. Recuerda:
  cuando genuinamente le has dicho a alguien algo
  bonito o positivo, seguramente te has sentido bien por
  el simple hecho de habérselo dicho.

- Acepta las caricias positivas que te den. Aun cuando
  llegues a pensar que no están siendo caricias sinceras,
  tú acepta las caricias positivas. Si la otra persona las
  dio de manera genuina o no, esa es su decisión y
  tendrá sus respectivos resultados. No puedes controlar
  lo que esa persona diga o sienta, pero sí puedes elegir
  tomar lo bueno que te brinda.

- Auto acaríciate positivamente.

- Cuando te sientas mal, pide que te den caricias
  positivas.

- Pide de manera clara y directa lo que quieres, por
  ejemplo:
  - "Dame un apapacho o un cariño".
  - "Abrázame, necesito recargar la pila"
  - Si ambas personas ya leyeron el libro,
  puedes decirle algo como:
    - "Dame caricias positivas, ahora me
    hacen falta.

- Si hay una caricia en particular que te gustaría recibir, sé específico al pedirla. Por ejemplo, puedes pedir que te den palabras de aliento, que te reconozcan tus logros, que te brinden apoyo emocional en momentos difíciles, que tan sólo te escuchen, o lo que tú estés buscando.

- Agradece y valora. Una vez que hayas expresado tus necesidades, agradece a la persona por su disposición a apoyarte. Reconoce su esfuerzo y valora las caricias psicológicas positivas que te brinde.

- Recuerda que cada persona es diferente y algunas personas pueden sentirse más cómodas que otras al brindar caricias psicológicas positivas.

- **RECHAZA LAS CARICIAS NEGATIVAS** que cualquier persona o el medio ambiente te proporcione.

- Rodéate de personas que te den caricias positivas.

- Elige ser un embajador de caricias positivas.

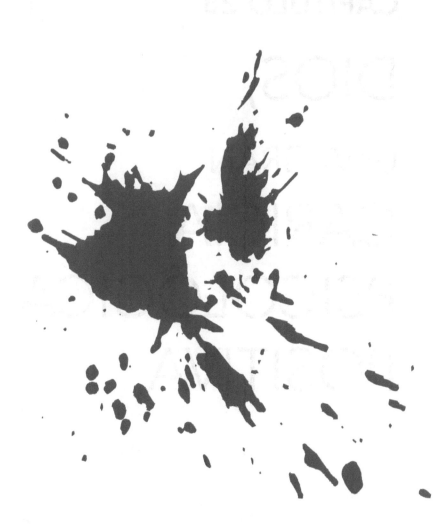

CAPÍTULO 28

DIOS,

UNA GRAN

CARICIA PSICOLÓGICA POSITIVA

Los seres humanos somos mucho más que sólo un cuerpo físico, somos seres holísticos, integrales, que, de manera general, podemos vernos en cuatro grandes partes.

Tenemos el cuerpo físico, que es el tocamos y a través del cual nos identificamos y usamos para realizar un sinfín de cosas.

También tenemos la parte mental que es donde generamos nuestros pensamientos.

Así mismo está la parte emocional que, como su nombre lo indica, es donde sentimos las emociones y cuando ésta se junta con el pensamiento repetidamente, aunado a otros factores, se crean hábitos.

Además, tenemos una parte que pareciera ser pequeña, pero en verdad es grande. Es la parte donde se experimenta el amor incondicional, la gratitud, la confianza, la fe, el consuelo, el perdón y la fortaleza.

Esta parte es tu espíritu, tu esencia, tu chispa divina, tu alma. Es la parte que da una conexión con el *ser superior de cada uno, como naturaleza, universo, amor, fuente o, para mí, Dios.*

Recibe diferentes nombres y no se refiere a algo religioso, sino a esa parte dentro de uno, a través de la cual cada persona elige conectarse con el universo y es *exclusiva a su sistema individual de creencias.*

Conectarte con tu espíritu, con tu ser superior, es una de las caricias más potentes que te puedes dar y hay diferentes maneras de hacerlo. Encuentra cuál es la mejor manera para ti y hazlo tan seguido como te sea posible.

Una manera de conectarte con tu esencia es hacer un alto en el camino durante unos minutos. Crea un espacio donde no haya distractores, sentándote en una silla, un banco, el piso o donde te sea más cómodo. Comienza respirando más profundo y más despacio de lo habitual. Puedes hacerlo con los ojos cerrados, enfocando tu pensamiento en tu respiración y teniendo la intención de conectar con tu esencia. Siente gratitud por ese instante en el que estás siendo consciente de tu respiración, del latido de tu corazón, de tu momento presente.

Mantente sintiendo esa gratitud por al menos un minuto y, con una inhalación y exhalación profunda, lentamente abre tus ojos, sonríe, agradece y continúa con tus cosas, pero ahora más conectado con tu esencia y desde un lugar de mayor paz.

Tu esencia

Tu esencia es la parte que le permite al corazón latir
sin ningún cable.
Es la parte que, a pesar de que el cuerpo físico se llegue
a fracturar, a pesar de que la mente escuche un
"no se puede" y a pesar de que se sienta miedo,
te hace levantarte y seguir adelante.
Es la parte que, a pesar de la duda,
te hace sobreponerte.
Es la parte que no se toca, pero se siente,
que no se ve, pero se percibe,
que no tiene temperatura, pero se siente cálida,
que no tiene foco, pero ilumina,
que no tiene electricidad, pero energiza,
que no tiene músculos, pero es fuerte,
que no grita, pero su susurro estremece,
que, a pesar del temor, te mueve a avanzar,
que te acepta tal como eres, sin juzgarte en lo más mínimo,
que, a pesar de que la olvides, siempre, siempre está ahí
y basta con que mires con detenida atención,
y silenciosamente hacia adentro de ti,
para reconectarte, energizarte y fortalecerte.

Es Luz.
Es amor.

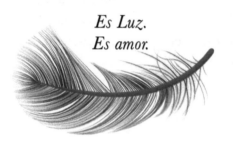

Carta para Ti

Querido lector,

Ahora, te insto a llevar contigo estas lecciones en tu viaje por la vida. Permítele al amor propio ser tu brújula, tu guía en los momentos de duda y dificultad. Recuerda que mereces ser tratado con ternura y respeto, por ti mismo y por los demás.

Recuerda que eres una obra de arte en constante evolución. Cada día es una oportunidad para pulir tus colores, para explorar nuevos matices y para abrazar los cambios con valentía. No temas a los desafíos, pues ellos son los lienzos en los que encontrarás nuevas oportunidades de crecimiento y transformación.

Y cuando enfrentes momentos oscuros, cuando la duda amenace con socavar tu confianza, regresa a estas páginas. Recuerda las palabras que te han guiado, las prácticas que te han fortalecido y el amor incondicional que mereces. Ten presente que dentro de ti reside una luz radiante que **NUNCA** se desvanecerá.

Sé amable contigo mismo, celebra tus logros y aprende de tus errores. Perdónate cuando tropieces y levántate con determinación. Siempre recuerda que mereces el amor y la felicidad, y que estos comienzan desde dentro.

Mi deseo es que este libro sea un faro que ilumine tu camino hacia el amor propio. Que encuentres en él una guía confiable, un recordatorio constante de que eres valioso, poderoso y digno de todo lo bueno que la vida tiene para ofrecer.

Así que, adelante, continúa tu viaje con amor en tu corazón y confianza en tus pasos. Haz del arte de amarte a ti mismo ser tu mayor legado, tu obra maestra en constante creación. El lienzo de tu vida aguarda nuevas pinceladas de amor y autenticidad.

Gracias por ser parte de esta travesía. Ahora, ve y pinta el mundo con el amor que has descubierto dentro de ti.

¡Que tu vida sea una obra de arte resplandeciente y llena de amor propio!

Con gratitud y cariño,
Tu amiga,

Rocío García Lara

AGRADECIMIENTOS

Gracias

Dios, eres mi fuerza inquebrantable, mi sostén y mi inspiración constante. Gracias por caminar a mi lado en este viaje de autodescubrimiento y crecimiento espiritual. Tu amor infinito me sostiene y me impulsa a compartirte con el mundo.

Raúl, mi compañero de vida y apoyo incondicional, mi roca. Gracias por estar siempre a mi lado creando nuevos horizontes. Te amo.

Raúl, Gracias por viajar conmigo y ser un recordatorio de amor, gentileza, autenticidad y plenitud constante. Te amo.

Papá, aunque no estás físicamente, tus enseñanzas, amor y sabiduría continúan presentes en mi corazón.

Mamá, tu amor permanente e incondicional ha sido un faro de luz en mi vida. Gracias por siempre estar a mi lado.

Juanca, amigo y maestro. Tu sabiduría, guía y presencia amorosa han sido una bendición en mi vida. Gracias por inspirarme a expandir mi conciencia y a abrazar la verdad de mi ser.

Adri, Nena Güery, Bebi, Moncho y Lupita. Son un regalo invaluable que Dios me dio y atesoro en mi alma. Gracias por el amor que nos une.

Mary, por todo tu apoyo, las vueltas, tu hombro, de hecho, ¡tus dos hombros! Y por todo el amor que siempre tienes para compartir. Gracias.

CDM y GO, almas afines, son un refugio. Gracias por compartir este camino de despertar y crecimiento.

¡Gracias mi cuñis, eres luz!

Ruth, Aída y Enrique, gracias por sumarse a este proyecto y ayudarme a darle forma, colores y vida, yendo mucho más allá que sólo menesteres editoriales, haciendo posible tocar mentes y corazones.

Ignacio, Irlanda y César. Su cariño, transparencia, apoyo y perseverancia, son luz para mi alma y el mundo. Gracias.

A todas las personas que leyeron las versiones del manuscrito. Gracias infinitas.

A ti querido lector, que tu dedicación y curiosidad le dan color y significado a cada página. Gracias por leerme.

A cada uno de ustedes, gracias infinitas.

BIBLIOGRAFIA

BERNE, Eric. Transactional Analysis in Psychotherapy: The Classic Handbook to its Principles, (1996). Souvenir Press.

BERNE, Eric. (2018) What do you Say after You Say Hello? Edición: 2018, Penguin Press.

DUNN, E. W., Aknin, L. B., & Norton, M. I. (2008). "Spending money on others promotes happiness" Happy Money, The New Science of Happy Spending. 319(5870), 1687-1688.

FAULKNER, William - Wikipedia, la enciclopedia libre/libros/el-ruido-y-la-furia.

FELDMAN, R. (2012). "Oxytocin and social affiliation in humans". Hormones and Behavior, 61(3), 380-391. doi: 10.1016/j.yhbeh.2012.01.008.

FIELD, T. (2010) "Touch for socioemotional and physical well-being: Developmental Review" Tasmanian Community Fund.

FLOYD, K., & Mikkelson, A. C. (2006). "The Communication of Affection in Romantic Relationships: Effects of Expressivity and Sex". Journal of Social and Personal Relationships, 23(1), 55–73).

FLOYD, F. J., & Riforgiate, S. E. (2010). "Evaluating the Process and Content of Social Support Interactions: The Social Support Interaction Coding System". Journal of Consulting and Clinical Psychology, 78(3), 267–276).

KHENCHEN, Sherab Rimpoche. (2016). Sutra del Corazón, Ed. Nirvana Libros, S.A. de C.V.

KONRATH, S., Fuhrel-Forbis, A., Lou, A., & Brown, S. (2012). "Motives for volunteering are associated with mortality risk in older adults". Health Psychology, 31(1), 87-96.

KRAHÉ, C., Paloyelis, Y., Condon, P., Jenkinson, P. M., Williams, S. C., & Fotopoulou, A. (2015). "Attachment style moderates partner presence effects on pain: A laser-evoked potentials study". Social Cognitive and Affective Neuroscience, 10(6), 798-805. doi: 10.1093/scan/nsu120.

KREMS, J. A., Kenrick, D. T., & Neel, R. (2017). "Individual Perceptions of Social Status Moderate the Relationship Between Gratitude and Happiness". Social Psychological and Personality Science, 8(5), 503–510.)

LAFRENIERE, Lucas S., Michelle G. Newman. (2020). Exposing Worry's Deceit: Percentage of Untrue Worries in Generalized Anxiety Disorder Treatment. Behavior Therapy. Publisher: Elsevier.

MORRISON, I., et al. (2011). "Vicarious responses to pain in anterior cingulate cortex: Is empathy a multisensory issue?" Cognitive, Affective, & Behavioral Neuroscience, 11(2), 197-211. 10.3758/s13415-011-0039-8.

ODENDAAL, J. S., & Meintjes, R. A. (2003). Neurophysiological correlates of affiliative behavior between humans and dogs. Veterinary Journal, 165(3), 296-301.

https://www.cdc.gov/healthypets/keeping-pets-and-people-healthy/
OSHO. (2022). Sutra del Diamante. Ed. Kairós, S.A.

REINA Valera (1960). Biblia.

SAXBE, D. E., & Repetti, R. L. (2010). "No place like home: Home tours correlate with daily patterns of mood and cortisol". Personality and Social Psychology Bulletin, 36(1), 71-81. doi: 10.1177/0146167209348063.

SCHARFE, E., & Bartholomew, K. (1995). "Reliability and validity of the Teenage Inventory of Social Skills". Psychological Assessment, 7(3), 245–254).

SPITZ, René A. (1956) El primer año de vida.

GROLLE, Johann. (2015). Orfanatos, ¿un daño irreparable? (https://www.xlsemanal.com/actualidad/20150503/orfanatos-dano-irreparable-8418.html).

STEINER, Claude (1975) Teoría de la Economía de Caricias "Emotional Literacy" (1984) Transactional Analysis Journal TAJ,(v. 14, n. 3. Julio, 1984). Educación Emocional (1997) Scripts People Live: Transactional Analysis of Life Scripts, Ed Grove Press, 1994.

Un Curso de Milagros (1999). Foundation for Inner Peace.

VAN DER HEIJDEN, M. J., Oliai Araghi, S., van Dijk, M., Kohler, S., van Dongen, H. P., & van Someren, E. J. (2019). "The effects of olfactory stimulation and sleep stage on dream content and emotionality". Journal of Sleep Research, 28(1), e12660. doi: 10.1111/jsr.12660.

¿Quieres ayudar a otros?

Si este libro te ha resonado de alguna manera, te invito a que lo compartas. Tu mensaje puede inspirar a otros a comenzar su propio viaje hacia el amor propio. Hay diferentes maneras:

Comparte tu opinión en **amazon**
Tus palabras significan mucho para mí y pueden inspirar a otros a iniciar o continuar su propio viaje de crecimiento interior. Y cinco estrellas sería genial.

Cuéntanos qué te dejó el libro en Facebook e Instagram y etiquétame.
Puedes incluir un video o foto tuya con el libro.

Regala el libro a personas que te importen, para que ellas también puedan reconocerse y aprendan a dar y darse caricias psicológicas positivas que les permitan incrementar su autoestima.

#hazdeamartetuarte

Sigamos conectados

Únete a mis redes sociales para estar al tanto de las últimas noticias, eventos y contenido exclusivo.

¡Me encantará que me acompañes!

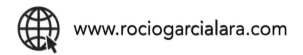 www.rociogarcialara.com

Haz de
AMARTE,
TU ARTE

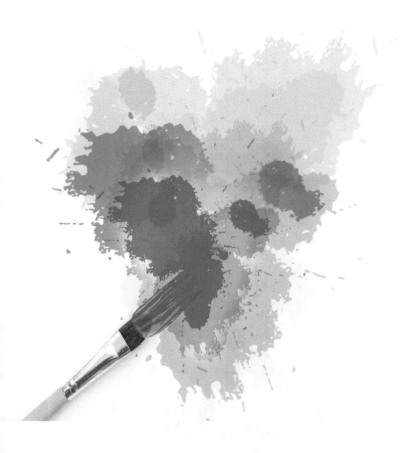

Made in United States
Troutdale, OR
11/15/2023

14580094R00116